VOEGELI

Die korrekte homöopathische Behandlung

H. L. Meessen
Watervat 1c
Ulestraten-Meerssen
6235 NC
043-642022

Die korrekte homöopathische Behandlung in der täglichen Praxis

Mit Repertorium

Von

Dr. med. Adolf Voegeli

5. Auflage

HAUG

KARL F. HAUG VERLAG / HEIDELBERG

CIP-Kurztitelaufnahme der Deutschen Bibliothek

Voegeli, Adolf:
Die korrekte homöopathische Behandlung in der täglichen Praxis:
mit Repertorium/von Adolf Voegeli.
[Aus d. Franz. übertr. von H. Friz].
– 5., unveränd. Aufl. – Heidelberg: Haug, 1979.
Einheitssacht.: Précis d'homoeopathie d'urgence [dt.]
ISBN 3-7760-0336-7

Aus dem Französischen übertragen von H. Friz

5. Auflage 1979
Verlags-Nr. 7949
ISBN 3-7760-0336-7

Herstellung: esprint, Heidelberg

Inhalt

Einleitung

Eine immer größere Zahl von Ärzten hat das Problematische der heutigen schulmäßigen Therapie (der Behandlung mit den *Antibioticis*) erkannt; besonders bei den ansteckenden Krankheiten, die sich uns jeden Tag als Grippe, Schnupfen, Anginen usw. darbieten. Man behauptet von dieser Behandlung, sie sei causal, sie ist es aber in Wirklichkeit nicht, obgleich sie die Mikroben, welche die vorher erwähnten Krankheiten auslösen, angreift, was wir gar nicht bestreiten. Das Problem ist jedoch nicht so einfach, wie es aussieht. Diese Mikroben und Viren sind meist ubiquitär, d. h. periodisch oder dauernd gegenwärtig; damit sie aber in einen lebenden Organismus eindringen können, muß dessen Abwehrkraft geschwächt sein. Bei einem vollständig gesunden Menschen, der im Besitz aller Abwehrkräfte ist, ist ihre Wirkung gleich Null. So kommt es, daß einzelne Menschen angesteckt werden, während widerstandsfähige Menschen trotz des Vorhandenseins der Mikroben gesund bleiben. Unser Wohlbefinden hängt daher fast ausschließlich von unserer Widerstandskraft ab, denn da wir von feindlichen Kräften umgeben sind, ist diese die einzige Garantie für unsere Gesundheit.

Die *Antibiotica*, die die Mikroben zerstören sollen, fördern aber die Abwehrkraft nicht im geringsten, sondern schwächen sie eher, da sie den Kampf zu sehr erleichtern; denn keine Fähigkeit kann ohne ständiges Bemühen erworben oder erhalten werden. So kann man häufig beobachten, daß akute Krankheiten zuerst schnell durch *Antibiotica* geheilt werden, daß aber in der Folge häufig Rückfälle auftreten; schließlich neigt die Krankheit dazu, chronisch zu werden, denn der Organismus, der träge geworden ist, reagiert nicht mehr. Daher ist es nicht weiter verwunderlich festzustellen, daß heutzutage eine Ausbreitung der Krankheiten stattfindet, wie man sie vorher nicht kannte. Die Zeiten, in denen beinahe alle Menschen sich bester Gesundheit erfreuten, sind vorbei; heute leidet die Mehrzahl unserer Bevölkerung beständig an irgendeiner Krankheit, sogar die Kinder sind gewöhnlich schon fast ständig in ärztlicher Behandlung. Das kann ja auch gar nicht anders sein, solange man die Mikroben als einzigen schädlichen Faktor ansieht, während man die individuelle Widerstandskraft vernachlässigt oder außer acht läßt.

Immerhin gibt es eine große Anzahl von Ärzten, die sich über das Problem ernste Gedanken machten. Dieses Thema wurde auch auf den Kongressen der Schulmedizin und in ihren Zeitschriften erörtert, man empfiehlt dort, die *Antibiotica* mit Vorsicht anzuwenden und nur bei schweren Fällen, wo das Leben in Gefahr ist. Außerdem gibt es auch sehr viele Ärzte, die auf Grund eigener Erfahrungen von sich aus auf diese „Panacee" verzichten.

Was kann nun der moderne Arzt in den vielen Fällen, in denen er auf die *Antibiotica* verzichten sollte, tun? Die Therapie mit *Antibioticis* ist doch so einfach und verlangt so wenig Anstrengung. Außerdem hat er ja nichts anderes gelernt. Wo ist die Therapie, die ihm gute Resultate garantiert und seine Patienten zufriedenstellt, ohne die Mängel der angeprangerten Methode aufzuweisen?

Gerade in dieser Beziehung muß die Homöopathie besonders hervorgehoben werden. Sie verzichtet von vorneherein darauf, den auslösenden Faktor einer Krankheit zu bekämpfen und wendet sich nur an die Widerstandskraft jedes Einzelnen, die sie auf erstaunliche Art entwickelt. Die Erfahrung lehrt, daß Krankheiten auf diese Art nicht nur sehr schnell geheilt werden, sondern daß auch Rückschläge nur selten eintreten. Aber um die Homöopathie zu verstehen, muß man sie praktisch erproben. Das ist nicht immer leicht, hauptsächlich nicht für den Arzt, der es gewöhnt ist, seine

Arznei lediglich nach der klinischen Diagnose auszuwählen, d. h. nach dem Sitz der Krankheit, nach dem anatomisch-pathologischen Aspekt und vielleicht noch nach den ursächlichen Mikroben, falls letztere überhaupt ermittelt werden können, was häufig gar nicht möglich ist (z. B. fast nie bei Schnupfen, Anginen, gastrischen Störungen usw.).

In der Homöopathie — dieser Punkt kann nicht genug hervorgehoben werden — erlaubt die klinische Diagnose nicht, das Heilmittel auszuwählen. Das erscheint dem Anfänger oft merkwürdig, aber es ist so. Die vitalen Reaktionen des Organismus sind entscheidend, denn sie zeigen uns die Art der vorhandenen Mängel auf. Die klinische Diagnose dagegen ist im allgemeinen an die Art der Mikroben und deren Affinität zu den Geweben gebunden. Da wir in der Homöopathie die geschwächte Abwehrkraft fördern und stärken, ist es natürlich, daß wir den Anzeichen, die von dieser Schwäche herrühren, unser besonderes Augenmerk schenken müssen und daß die Ähnlichkeit zwischen den Symptomen des Heilmittels und denen des Kranken die Hauptrolle bei dem vorerwähnten Vorhaben zu spielen hat, damit das Heilmittel wirksam werde.

Infolgedessen darf man die krankhaften Zustände nicht nach der offiziellen Klassifikation gruppieren, denn für die Auswahl des Heilmittels hilft uns das nur sehr wenig. Andererseits haben sich unsere Zeitgenossen so sehr daran gewöhnt, sich auf die anatomisch-pathologische Diagnose zu stützen, daß der Anfänger in Homöopathie sich nicht zurechtfinden könnte, wenn man ihm unsere Methode in ihrer klassischen Gestalt vorstellen wollte, so, wie sie sich dem erfahrenen Homöopathen unverschleiert zeigt. Meine Schilderung ist daher ein Kompromiß, wie er für ein Werk dieser Art unvermeidlich ist; man muß sich jedoch bemühen, nach und nach zu einer exakteren Auffassung der Homöopathie zu kommen. Diese Auffassung stellt sich zwangsläufig mit der Zeit ein, wenn man gewissenhaft arbeitet und gründlich beobachtet. Die Beschreibung der Heilmittel wird den Leser schon auf die richtige Fährte bringen. Indessen braucht es Jahre der Erfahrung mit dieser Methode, um das Problem der Krankheit und ihrer vollgültigen und dauerhaften Heilung in seinem ganzen Umfange zu erfassen. Wer Ausdauer hat, wird reich belohnt werden, denn er wird nicht nur Einsichten erlangen, die dem Anhänger der alten Schule unfaßbar sind, sondern darüber hinaus werden die durch die Homöopathie erzielten Heilungen ihm eine Befriedigung verschaffen, die er bisher nicht gekannt hat. Und dies aus Gründen, die schwer zu erklären, aber leicht durch die Erfahrung zu beweisen sind.

Außer für die Ärzte, die sich in die Homöopathie einweihen lassen wollen, wird sich meine Arbeit auch für den Hausgebrauch nützlich erweisen. Sie soll vor allem jenen dienen, die sich vor den *Antibioticis* und dem Arsenal der modernen Gifte schützen wollen, hauptsächlich wenn ein homöopathischer Arzt nicht zu ihrer Verfügung steht.

I. Heilmittel für akute fieberhafte Zustände

(Grippe, fieberhafte Affektionen usw.)

1. und 2. Aconit und Belladonna

Man kann niemals das homöopathische Heilmittel nach dem Namen der Krankheit, die man heilen will, verschreiben; das ist der 1. Grundsatz in der Homöopathie. Dieses Prinzip ist die Frucht langer Erfahrung. Berühmte Homöopathen aller Epochen, hauptsächlich HAHNEMANN, haben diese Wahrheit immer wieder betont und alle diejenigen, die die Homöopathie anwenden wollen, gewarnt, nur nach dem Namen der Krankheit, d. h. nach der klinischen Diagnose*) zu verordnen. Wenn wir jedoch unsere Heilmittel ein wenig nach den klinischen Zuständen gruppieren, so geschieht das nur, um die Aufgabe des Therapeuten zu erleichtern, denn es erfordert eine große Kenntnis der Heilmittel und ihrer Eigenheiten, wenn man einen Kranken behandeln will, ohne irgendeine Beziehung zu seiner klinischen Krankheit herzustellen. Ein Anfänger fände sich da nicht zurecht und nur aus diesem Grund wählen wir diese Art der Einführung. Jeder muß sich jedoch bemühen, bei seinem Kranken die Charakteristika der Heilmittel zu suchen und nicht die klinischen Bezeichnungen der Krank-

---

*) Die Krankheitsbezeichnungen der Schulmedizin basieren auf den festgestellten Gewebsveränderungen. Diese Veränderungen sind immer ein Resultat verschiedener krankmachender Faktoren. Um causal heilen zu können, muß man die Elemente kennen, die zur augenblicklichen Gewebsveränderung geführt haben, und diese Elemente erhalten wir durch die Symptome. Eine klinische Diagnose ist trotzdem notwendig, aber eigentlich mehr zur Orientierung des Arztes, indem sie ihm erlaubt, den Verlauf der Heilung zu verfolgen und diejenigen Fälle auszuscheiden, für die die Homöopathie nicht zweckmäßig ist. Zur Auswahl eines Heilmittels ist diese Diagnose jedoch gänzlich ungenügend: häufig hat sie sogar bedauerliche Irrtümer in der Auswahl zur Folge.

heiten. Denn die Charakteristika der Heilmittel, d. h. ihre typischen Merkmale, die uns ihre Anwendungsmöglichkeiten verschaffen, sind von den pathognomonischen*) Merkmalen, durch die wir die Krankheiten erkennen, sehr verschieden.

Das am meisten charakteristische Symptom von *Aconit* und *Belladonna* ist die Heftigkeit oder Plötzlichkeit, mit der die Krankheit auftritt oder sich entwickelt. Ganz gleich wie die Krankheit heißt, wo sie ihren Sitz hat oder welches ihre pathognomonischen Merkmale sind, man muß jedes Mal, wenn sie plötzlich bei einem Menschen auftritt, der sich vorher bester Gesundheit erfreute, oder wenn sie sich ungewöhnlich rasch ausbreitet, *Aconit* oder *Belladonna* als erste Heilmittel in Betracht ziehen — manchmal auch *Ferrum phos.* —, denn die Plötzlichkeit ist das am meisten charakteristische Symptom dieser 3 Heilmittel. Da Grippe und zahlreiche starke Fieber oft ganz plötzlich auftreten und sich entwickeln, sind diese 3 Heilmittel bei dieser Art von Krankheiten am häufigsten heilsam. Es gibt jedoch auch andere Übel, die plötzlich auftreten können, z. B. Kopfschmerzen, Koliken, Diarrhoe, Laryngitis, Pneumonie, Scharlach. Immer wenn eine dieser Krankheiten sich durch ihre Plötzlichkeit charakterisiert, müssen wir an eines der 3 in Frage stehenden Heilmittel denken.

Bei jeder dieser Krankheiten ist jedoch nur eines dieser Mittel wirksam; man kann nicht wie bei der Allopathie nach Gutdünken entweder das eine oder das andere verschreiben. Das homöopathische Heilmittel wirkt nicht symptomatisch, sondern wirkt causal oder gar nicht; infolgedessen entfaltet nur das wirklich passende, d. h. das in jeder Hinsicht „mitsinnige", also „homöopathische" Heilmittel eine kräftige heilende Wirkung.

---

*) Pathognomonisch: Symptome, die für die klinische Krankheit charakteristisch oder durch sie hervorgerufen sind.

Um im Falle einer plötzlich aufgetretenen Krankheit das wirklich homöopathische Heilmittel unter den vorher erwähnten 3 Heilmitteln auswählen zu können, ist es notwendig, beim Kranken auch die anderen Symptome zu erforschen, besonders jene Symptome, durch die sich die Heilmittel voneinander unterscheiden. Zum Beispiel ist der Einfluß von *Aconit* auf den geistigen Zustand depressiv; der Kranke wird unter dem Einfluß von *Aconit* furchtsam und ängstlich; er kann unerklärliche Angstzustände haben; ein Zustand von allgemeiner Beklemmung ist sehr häufig. Dieser Zustand von Beklemmung geht häufig einher mit einer gewissen physischen Unruhe. Der Kranke fühlt sich in keiner Lage wohl, er bewegt sich fortwährend und entblößt sich. Manchmal steigert sich diese Beklemmung bis zur Todesfurcht und kann so heftig werden, daß der Kranke sicher ist, sterben zu müssen; er geht sogar soweit, die genaue Stunde seines nahen Todes vorauszusagen. Wenn letzteres Anzeichen vorhanden ist, bietet es eine fast absolute Indikation für *Aconit;* selbst wenn es das einzige Symptom ist, heilt *Aconit* in kurzer Zeit die schwersten Krankheiten, wie schon sehr zahlreiche Beispiele gezeigt haben.

Hingegen haben wir bei *Belladonna* einen beinahe entgegengesetzten psychischen Zustand: der Kranke ist heftig, zänkisch, möchte um sich schlagen und beißen und leidet unter wilden Halluzinationen.

Der Ferrum-phos.-Kranke hingegen weist keinen besonders typischen psychischen Zustand auf.

Wenn nun diese psychischen Symptome vorhanden sind, können wir sehr häufig unter den 3 angegebenen Heilmitteln unsere Auswahl treffen. Wenn die Angst vorherrscht, denken wir zuerst an *Aconit;* wenn die Heftigkeit dominiert, an *Belladonna.* Diese Symptome sind auch von Wichtigkeit, wenn sie während der Krankheit nicht besonders ausgeprägt sind, aber vorher vorhanden waren. Ein Ängstlicher wird öfters den akuten Zustand von *Aconit* zu Tage bringen, ein Heftiger eher den Zustand von *Belladonna.*

In manchen Fällen ist jedoch der psychische Zustand des Kranken nicht charakteristisch; wir müssen daher nach anderen wichtigen charakteristischen Symptomen suchen. Das Fehlen bestimmter Symptome bedeutet nicht viel, es ist nur ein Zeichen, daß der krankhafte Zustand noch nicht voll ausgeprägt ist.

Die Ursache, die eine Krankheit ausgelöst hat, ist ebenfalls von Wichtigkeit. Wenn man uns sagt, daß der Kranke sich seine Krankheit an einem kalten Tage bei Nordwind zugezogen hat oder daß er einem Luftzug ausgesetzt war, denken wir zuerst an *Aconit*; denn der Zustand von *Aconit* wird begünstigt durch scharfe Kälte, Nordwinde und Zugluft. Der fiebrige Zustand muß jedoch gemäß dem typischen Symptom der Plötzlichkeit kurze Zeit nach diesen Einflüssen auftreten, spätestens einen Tag danach.

Der Belladonna-Zustand wird auch durch kalten Luftzug begünstigt; dieses Zeichen ist also beiden Heilmitteln gemeinsam und erlaubt uns daher keine Unterscheidung. Der Belladonna-Zustand verschlimmert sich jedoch durch Sonneneinwirkung, durch Licht, durch plötzliche Erschütterung, durch Stöße. Daher denken wir bei einer akuten Krankheit, die z. B. nach einer Gletscherwanderung bei schönem Wetter, nach einem Schulausflug unter gleichen atmosphärischen Bedingungen, nach einer Wagenfahrt auf schlechten Straßen oder nach einem zu langen Sonnenbad auftritt, vor allem an *Belladonna* und nicht an *Aconit.*

Wir betrachten auch das Gesicht unseres Kranken. Beim Aconit-Typ finden wir meist ein blasses Gesicht, besonders wenn der Kranke sich anstrengt oder sich aufrichten will. Die Ohren sind häufig rot und brennend. Sein Gesichtsausdruck stimmt mit seinem Seelenzustand überein, er sieht häufig ängstlich aus. Natürlich kann es auch vorkommen, daß das sehr hohe Fieber das Gesicht des Aconit-Kranken rot werden läßt. Das schließt dieses Heilmittel nicht aus, aber es ist nicht charakteristisch dafür.

Im Gegensatz dazu ist das Gesicht des Belladonna-Kranken beinahe immer glänzend, aufgetrieben und fühlt sich warm an; der Gesichtsausdruck ist wild.

Der Gesichtsausdruck allein erlaubt uns jedoch nicht immer, die zwei Heilmittel zu unterscheiden, aber er gibt zum mindesten einen weiteren Hinweis und trägt zur Auswahl bei.

Beide Heilmittel zeitigen ein Wärmegefühl; bei *Aconit* finden wir trockene Wärme, bei *Belladonna* eine übermäßige Wärme mit Pulsieren der Blutgefäße. Weitere Anzeichen, auf die wir achten müssen, sind:

Aconit	*Belladonna*
a) Übermäßiges Frösteln mit Durst	a) Frösteln schüttelt den Kranken, mit oder ohne Durst
b) Kein Schweiß	b) Starkes Schwitzen während oder nach der Hitze
c) Stechende Kopfschmerzen, wie wenn der Kopf auseinanderbersten wollte	c) Pulsierende Kopfschmerzen, mit Kongestionen und roten Augen
d) Voller Puls, beschleunigt, gespannt	d) Puls klopfend, häufig veränderlich.

Jedes Heilmittel hat ferner verschlimmernde Umstände. Die Aconit-Symptome z. B. werden durch trockene Kälte verschlimmert, am Abend, in der Nacht, im warmen Zimmer, durch warme Decken oder durch Geräusche.

Man muß natürlich diese Modalitäten genau beobachten und deuten. Dem Aconit-Kranken geht es gewöhnlich gegen Abend schlechter; er sieht eine qualvolle Nacht voraus, das warme Zimmer und die Decken passen ihm nicht, er wirft die Decken zurück und bittet, man möge die Fenster öffnen. Außerdem verträgt er keine Geräusche.

Diese letzteren Symptome haben viele Heilmittel gemeinsam; sie sind nur selten entscheidend, können jedoch unter Berücksichtigung der anderen Umstände zu Gunsten des einen oder anderen Heilmittels den Ausschlag geben. So ist z. B. ein Kranker, der morgens oder zu Anfang des Nachmittags Fieber hat und nachts gut schläft, kein Aconit-Kranker. Das gleiche gilt für einen Kranken, der die Zimmerwärme liebt und sehr warm zugedeckt sein möchte.

Belladonna hat andere Modalitäten: Verschlimmerung durch Licht, Sonne, durch Berühren, durch Bewegung, gegen 15 Uhr und nach Mitternacht. Man sieht, daß diese Modalitäten, obgleich auch sie nicht entscheidend sind, doch von denjenigen bei *Aconit* etwas verschieden sind. In gewissen Fällen können sie das Zünglein an der Waage bilden.

Belladonna hat ein ganz besonders hervorstechendes Symptom: die Scharlachröte der Haut. Überall dort, wo diese Röte in einem akuten Fall vorhanden ist, muß man an dieses Mittel denken. Aus diesem Grund ist *Belladonna* auch das typische Mittel bei Scharlach (niemals bei Masern).

Diese Erläuterungen zeigen, wie man im Prinzip vorgehen muß: Das homöopathische Mittel wird nach dem Grundsatz der Elimination ausgewählt.

Zuerst sucht man nach den charakteristischen Symptomen des Kranken und den entsprechenden Heilmitteln, dann vergleicht man die anderen Symptome mit den Krankheits-Symptomen der Heilmittel, die in Betracht kommen, und endlich verschreibt man das Heilmittel, das gemäß seinen charakteristischen pathogenetischen Anzeichen am besten der Symptomatologie des Kranken entspricht. Dieses Verfahren kann nicht mechanisch gehandhabt werden; denn nicht die Anzahl der Symptome entscheidet, sondern einzig ihr Wert. Dieser Wert hängt von ihrem anomalen, besonderen und außergewöhnlichen Charakter ab. Ein einziges Symptom wie dasjenige der Todesvorhersage bei *Aconit* ist so viel wert wie ein Dutzend oder mehr banale Symptome, es kann entscheidend sein. Hingegen haben die Symptome, die man beinahe in jedem Fall von fiebrigen Krankheiten antrifft und die zahlreiche Heilmittel in ihrem Symptomenbild besitzen, wenig Wert; 20 solcher Symptome zeigen nicht das angezeigte Heilmittel an, wenn die charakteristischen, besonderen und außergewöhnlichen Symptome fehlen.

Natürlich kann der Homöopath nur im Laufe der Zeit und durch Erfahrung den Wert der Symptome erfassen. Sein Auge erkennt die wichtigen und entscheidenden Symptome um so besser, je mehr Erfahrung er sich aneignet, während der Anfänger sie häufig nicht oder nur unvollständig bemerkt. Es ist eine merkwürdige Erfahrung, daß die Symptome, die für gewöhnlich in den Lehrbüchern der Schulmedizin vernachlässigt werden, gerade die wichtigsten sind, während diejenigen, die dort ausführlich behandelt werden, sehr häufig nicht entscheidend sind. Das Fieber an sich bedeutet nicht viel für die Auswahl des Heilmittels, wichtiger ist die Art und die Stunde seines Auftretens, ob es Durst im Gefolge hat oder nicht, ob Frösteln auftritt oder nicht, ob der Kranke nach Wärme oder Kälte verlangt, ob sein Gesicht gerötet oder blaß ist, ob lanzinierende oder pulsierende Schmerzen das Fieber begleiten, ob ein Hautausschlag scharlachrot, hellrot oder dunkelrot ist, ob der Seelenzustand ängstlich oder heftig oder sogar zornig ist. Das sind die entscheidenden Symptome, die uns die Auswahl des Heilmittels ermöglichen.

Hier müssen wir noch erwähnen, daß die pathognomonischen Symptome, d. h. diejenigen, auf die man sich stützt, um die Krankheit zu diagnostizieren, meist wenig Wert haben. Das gilt auch für alle Symptome, die sekundär von den pathognomonischen Symptomen herrühren. Z. B. kann ein Gefühl von Atembeklemmung von sehr großer Wichtigkeit sein. Das ist ein Symptom bei *Lachesis, Apis* usw. Wenn jedoch diese Atembeengung durch eine Angina mit starker Mandelanschwellung hervorgerufen wird, ist es mechanisch verursacht und dann bedeutet dasselbe Symptom nichts mehr für die Bestimmung des Heilmittels. Alle Symptome also, die man mechanisch erklären kann, haben keinen Wert.

Wir wollen das einmal an einem Beispiel erklären. Ein Kranker, dessen Charakteristikum das plötzliche Auftreten hohen Fiebers ist, der Beklemmung hat und seinen nahen Tod zu einer bestimmten Stunde voraussagt, der Durst hat und nicht schwitzt, sehr lebhaft ist, seine Decken zurückwirft, nach offenen Fenstern verlangt und dessen Krankheit sich bei Nacht verschlimmert usw., ist ein Aconit-Fall. Dieses Mittel wird ihn heilen, ganz gleich wie die Krankheit heißt und wie die Diagnose des Schulmediziners lautet. Er würde geheilt werden, selbst wenn er an Krebs litte. Man kann natürlich schon von vornherein sagen, daß *Aconit* niemals einen Krebs heilen wird, denn kein Krebskranker wird jemals die obigen Symptome als für seinen krankhaften Zustand charakteristisch aufweisen, denn Krebs entwickelt sich langsam, tritt beinahe unbemerkt auf, erzeugt kein Fieber, kurz, ist das Gegenteil von Plötzlichkeit. Man kann einwenden, daß manchmal auch ein Kranker, der an Krebs leidet, Symptome dieser Art aufweist; z. B. wenn er einen Darmverschluß hat. Dann können die Symptome mit Heftigkeit und Plötzlichkeit auftreten und könnten denen von *Aconit* gleichen.

Wenn man sich jedoch daran erinnert, daß man die klinischen Symptome und die Symptome, die von den klinischen Veränderungen herrühren, immer sorgfältig ausscheiden muß, dann sehen wir, wie die Homöopathie sich in der Praxis bewahrheitet. Denn alle diese Symptome, die denen von *Aconit* gleichen, stellen sich in diesem Fall als rein mechanische Symptome heraus, die vom Darmverschluß herrühren und nicht von der Krebskrankheit selbst. Infolgedessen haben diese Symptome keinen Wert und der Homöopath verordnet dann kein *Aconit,* da er von vornherein weiß, daß dieses Mittel, das der krankhaften Verfassung seines

Kranken nicht entspricht, diesen Fall nicht heilen kann. Die Ähnlichkeit ist in diesem Falle nur eine äußerliche. Der erfahrene und gewissenhafte Homöopath kann die irreführenden Erscheinungen von den echten unterscheiden und Enttäuschungen vermeiden.

3. Ferrum phos.

Dieses Heilmittel kommt vor allem bei den Kindern in Frage, die im Laufe ihrer akuten Krankheit oder schon vorher, als sie noch gesund waren, bestimmte Eigenheiten aufweisen. Als hinweisendes Symptom fällt uns die Blässe des Gesichts und der Schleimhäute auf. Solche Patienten erröten sehr leicht bei der kleinsten Erregung. Die Kapillargefäße sind sehr sensibel; sie erweitern sich leicht und es erscheinen dann abgegrenzte rote Flecken auf Wangen, Hals und Brust. Manchmal ist die Rötung noch weiter ausgebreitet und verteilt. Ein anderes markantes Charakteristikum für diese Personen ist die Neigung zu gastrischen Störungen, die von Schweregefühl im Magen, Übelkeit und Erbrechen begleitet sind, direkt nach dem Essen auftreten und häufig einen Geschmack nach faulen Eiern verursachen. Der Kranke hat ferner eine ausgesprochene Abneigung gegen Eier, auch verträgt er sie nicht.

Außerdem leiden die Ferrum-phos.-Patienten häufig an Pulsationen und Klopfen in den Arterien, hauptsächlich in den Kopf- und Halsarterien. Weiter bemerken wir häufige Kopfschmerzen; der Kopf ist rot, während die Füße kalt sind. Kopfröte mit eiskalten Füßen finden wir auch bei *Stramonium.* Jedoch ist bei *Ferrum phos.* der Kopf nicht warm, sondern nur rot. Diese Rötungen treten flüchtig auf.

Der Ferrum-phos.-Kranke leidet an Brustbeklemmungen. Aber andere Mittel machen auch Beklemmung, daher muß man das Mittel sorgfältig auswählen und *Ferrum phos.* nicht verschreiben, indem man sich nur auf dieses eine Symptom stützt. Die Beklemmung bei *Ferrum* rührt von einem Blutandrang zu den Lungen her; sie wird durch Anstrengung und Ruhe verschlimmert. Wenn ein solches Beklemmungsgefühl während der Ruhe auftritt, ist der Kranke geneigt, sich mäßig zu bewegen, das erleichtert ihn, denn das Blut fließt dann in die Extremitäten und entlastet so die Lungen. Bei *Lachesis* — einem anderen Heilmittel, das ebenfalls Beklemmung aufweist — rührt letztere von einer Veränderung des Blutes selbst her, das arm an Sauerstoff ist. Aus diesem Grunde hat der Lachesis-Kranke blaue Lippen, einen fahlen Teint und er hat das Bedürfnis, seinen Kragen zu öffnen, die Kleider zu lockern und tief einzuatmen. In letzterem Falle handelt es sich also um ein ganz anderes Phänomen; die Begleiterscheinungen werden den aufmerksamen Beobachter sofort auf die richtige Fährte bringen.

In der Allopathie hat sich *Ferrum* einen guten Ruf bei Anämie erworben. Der Ferrum-Kranke ist tatsächlich häufig anämisch. *Ferrum* ist jedoch das wahre causale Heilmittel bei Anämie nur in denjenigen Fällen, die die hier angegebenen Symptome aufweisen. In allen anderen Fällen wirkt *Ferrum* nur als Palliativ, als Stimulans und Anreiz für das Knochenmark. Man muß es dann allerdings in hohen (substantiellen) Dosen geben und es wirkt nicht causal, heilt also nicht definitiv.

Die Regelblutungen bei *Ferrum phos.* sind unterschiedlich; sie können reichlich sein, dann sind sie allerdings in der Mitte der Dauer unterbrochen, aber es kann auch eine Amenorrhoe bestehen. Wie dem auch sei, sie sind im allgemeinen blaß, der bekannten Anämie dieser Kranken entsprechend. Es ist interessant festzustellen, daß die Menses zwei ganz entgegengesetzte Charakteristika aufweisen können. Der Anfänger muß sich mit der Tatsache vertraut machen, daß gewisse Symptome sehr unterschiedlich auftreten, einmal als Resultat einer Überfunktion, ein andermal einer Unterfunktion. Es handelt sich hier um komplexe Symptome, die von mehreren Faktoren abhängen; sie sind dementsprechend weniger wichtig für die Wahl des Mittels. Immerhin, beide Formen von Regelanomalien bei *Ferrum phos.* können von diesem Mittel geheilt werden, natürlich nur, wenn es sich um einen Fall handelt, der unter *Ferrum phos.* fällt, was die anderen charakteristischen Symptome zu entscheiden erlauben.

Ferrum phos. hat Harninkontinenz, aber nur tagsüber, bei Nacht aber bleibt der Kranke trocken. Der Ferrum-Patient leidet häufig an rheumatischen Schmerzen in den Schultern und hat eine empfindliche Kopfhaut, was soweit gehen kann, daß man ihm Schreie und Tränen entlockt, wenn man ihn kämmt.

Der Ferrum-phos.-Kranke ist kein robuster Mensch, sondern er ist sensibel und reizbar. Freilich ist er nicht böse, auch nicht cholerisch, wie andere reizbare Menschen, denn seine Gereiztheit rührt von seiner Schwäche und seinem Mangel an Widerstandskraft her. Er liebt keine kalte Luft und friert leicht.

Verschlimmerungen: Die Ferrum-phos.-Symptome werden durch Anstrengung, Fleisch, Eier, Essen, Kaffee, Tee, frische Luft und während der Nacht verschlimmert.

Besserung durch langsames Bewegen, Wärme (ausgenommen Kopfschmerzen und Zahnschmerzen, die sich bei Wärme verschlimmern).

Verlangen und **Abneigungen:** Die Neigungen sind im allgemeinen von allergrößter Wichtigkeit, denn sie zeigen uns die Instinkte eines Menschen, und das ist besonders charakteristisch für seine innere Struktur. Der Ferrum-Patient hat im allgemeinen großes Verlangen nach roher Kost und sauren Speisen (Salate, Essig, Zitronen, saure Äpfel), während er eine gewisse Abneigung gegen Fleisch hat.

Verhalten während des Fiebers: Der Kranke, der die oben erwähnten Anzeichen aufweist, bekommt im allgemeinen das Ferrum-phos.-Fieber, wenn er sich eine Infektionskrankheit zuzieht. Die akuten Fälle beginnen meistens mit Frösteln; großer Durst geht letzterem voraus oder ist gleichzeitig vorhanden; Kopf- und Zahnschmerzen (hauptsächlich der unteren Backenzähne) treten mitunter auf. Der Kranke hat Beklemmungsgefühle auf der Brust, manchmal fühlt er auch ein Gewicht auf dem Magen und leidet an Erbrechen; bei jeder Anstrengung leidet der Kranke an zunehmender Atemnot (z. B. wenn er sich im Bett aufrichten will usw.). Die Blutgefäße sind erweitert, hauptsächlich am Kopf, und man kann das Klopfen der Arterien sehen, was der Kranke als Pulsieren spürt. Der Puls ist klopfend und voll, aber leicht zu unterdrücken. Im Ferrum-Bild finden wir oft Hämorraghien in der Nase und am Zahnfleisch; der Auswurf ist häufig blutig und von roter glänzender Farbe. Während der Hitze, die dem Frösteln folgt, hat der Kranke keinen Durst oder der Durst nimmt beträchtlich ab. Dieses Symptom ist äußerst charakteristisch, denn es ist bei Fieberzuständen eine Ausnahme und sehr merkwürdig. Der Patient schwitzt auch nicht, er ähnelt in diesem Punkte dem Aconit-Typ.

Wann müssen wir *Ferrum phos.* verschreiben? Ein Homöopath schrieb einmal, daß *Ferrum phos.* bei akuten Fiebern wirksamer wäre als *Aconit.* Wir dürfen jedoch das Problem nicht so betrachten, denn *Aconit* heilt den Aconit-Fall und *Ferrum phos.* heilt den Ferrum-Fall. Es gibt keine Beziehungen zwischen den beiden Mitteln, man kann das eine nicht durch das andere ersetzen.

Es ist häufig nicht leicht, einen Ferrum-Fall lediglich nach den akuten Symptomen zu diagnostizieren. Man muß dann die Symptomatologie mit chronischen Symptomen ergänzen, d. h. die akute Symptomatologie des Kranken ergänzen. Wenn es sich um einen reinen Ferrum-Fall handelt, wird man immer frühere Erscheinungen finden, die für dieses Mittel charakteristisch sind, am häufigsten Abneigung gegen Eier, Atemnot bei Anstrengung, Beklemmungsgefühl, Blässe des Gesichts und der Schleimhäute mit flüchtigen roten Flecken abwechselnd, Überempfindlichkeit und reizbare Schwäche.

Fügen wir hinzu, daß jeder Ferrum-Kranke einige Symptome des Mittels aufweist, aber nur selten alle. Es ist eine Frage der Erfahrung und der Geschicklichkeit, sie mit Sicherheit zu identifizieren. Ein gewandter Beobachter erkennt leicht einen Ferrum-Fall, selbst wenn er nur eine begrenzte Zahl von Symptomen aufweist, während ein unaufmerksamer Beobachter auch bei Vorhandensein sehr vieler Symptome die Spur nicht findet. Die Medizin ist eine Kunst und keine schematische Technik.

4. *Gelsemium sempervirens*

Dieses Mittel ist ebenfalls häufig bei den sogenannten grippalen Zuständen angezeigt. Hier sind jedoch die Begleiterscheinungen gegenüber den drei anderen Heilmitteln *Aconit*, *Belladonna* und *Ferrum phos.* vollständig verschieden. Für die letzteren ist die akute Krankheitsentwicklung charakteristisch, während wir bei *Gelsemium* eine langsame Entwicklung beobachten mit mittlerem Fieber, das kaum 38,8° übersteigen dürfte; die Krankheit zieht sich in die Länge.

Das Aussehen des Kranken ist charakteristisch: er ist schläfrig; besonders wenn er zu lesen beginnt, läßt er bald das Buch sinken und schläft ein. Das Gesicht des Patienten ist kongestioniert, carmesinrot, bei Berühren warm, wie bei

Belladonna. Die Augenlider haben die Neigung herabzusinken, was ein wichtiges Zeichen ist.

Natürlich kann das eine oder andere dieser Symptome fehlen; das häufige Fehlen gewisser Symptome schafft mehr oder minder große Schwierigkeiten für die Mittelwahl, doch ist die Natur eben vielfältig und der Verlauf der Krankheiten erfolgt nicht immer nach den Regeln, die der Mensch aufgestellt hat. Deshalb sollte man sich über die „Unwissenheit" der Natur, die keine medizinischen Kurse besucht hat und das macht, was ihr gefällt, nicht wundern. Der homöopathische Arzt hat den Vorteil, alle Zeichen, die von der Natur hervorgebracht werden, objektiv und ohne Vorurteile beobachten zu können.

Das Gelsemium-Fieber entwickelt sich langsam; es hält sich im allgemeinen während einiger Tage um 38,5°. Die Aconit-, Belladonna- oder Ferrum-phos.-Fälle heilen meistens nach 12—48 Stunden, der Gelsemium-Fall braucht 3—8 Tage dazu. Man kann diese Prognose schon am Anfang der Krankheit stellen, sobald man festgestellt hat, daß es sich um einen Gelsemium-Fall handelt. Die richtige Prognose, die dann durch den Verlauf bestätigt wird, erhöht das Ansehen des Arztes.

Die Gelsemium-Symptome verschlimmern sich gegen 15 oder 16 Uhr. Der tägliche Höhepunkt des Fiebers fällt daher meist auf den Nachmittag, das ergibt einen beachtlichen Unterschied gegenüber den Aconit-Fällen, wo der Höhepunkt des Fiebers um 19 Uhr herum oder sogar noch später liegt. Der Medizinstudent lernt üblicherweise, daß die Fieber ihr Maximum zwischen 17 und 18 Uhr erreichen. Für gewöhnlich wird das Fieber um diesen Zeitpunkt gemessen. Das trifft aber nur bei bestimmten Fieberfällen zu — wenn auch sicherlich bei der Mehrzahl; aber eine Minderzahl von Fällen erreicht ihren Höhepunkt zu anderen Stunden: morgens beim Aufwachen, gegen 10 Uhr, nach dem Mittagessen, gegen 15 Uhr usw. Diese seltener vorkommenden Modalitäten sind wichtig, da sie uns bestimmte Hinweise für das zu wählende Heilmittel geben.

Bei *Gelsemium* finden wir Frösteln, das in den Händen beginnt und zu den Schultern aufsteigt; ein anderes Frösteln kriecht den Rücken hinauf oder hinunter. Ein besonders charakteristisches Symptom von *Gelsemium* ist Zittern. Der Gelsemium-Kranke leidet an Schwere und einem Zerschlagenheitsgefühl der Extremitäten; dieses Gefühl ist jedoch nicht sehr ausgesprochen, es gleicht einer Müdigkeit oder einer schmerzhaften Mattigkeit. Dieser Kranke hat keinen Durst. Der Mangel an Durst während eines fiebrigen Zustandes ist immer ein wichtiges Symptom, denn ein Fieberkranker, der keinen Durst hat, ist eine Ausnahme. Wie wir gesehen haben, ist ein Symptom umso wichtiger, je mehr es in bezug auf den Zustand des Kranken abnormal ist. Es gibt aber noch andere Mittel, die auch keinen Durst während der Fieberhitze haben, z. B. *Apis* und *Ferrum phos.*, während *Belladonna* Durst haben kann oder nicht. Bei mangelndem Durst während des Fiebers muß man vor allem an *Gelsemium, Apis, Ferrum phos.* und *Belladonna* denken und dann beurteilt man die Frage der Mittelwahl noch nach den anderen Symptomen. Man muß immer danach trachten, das am meisten abnormale Symptom aufzugreifen, und dann wählt man das Mittel, das diesem Symptom entspricht, d. h. man geht nach dem Prinzip der Elimination vor, indem man sich auf die anderen Symptome stützt.

Von der langsamen Entwicklung der Symptome bei *Gelsemium* leiten wir noch gewisse andere therapeutische Prinzipien ab. Z. B. ist ein Fall, der mit *Aconit* behandelt wurde und der sich nicht innerhalb von 12 Stunden beträchtlich bessert, sehr wahrscheinlich kein Aconit-Fall; man muß dann eine Revision der Symptome vornehmen, um ein besser angezeigtes Mittel zu finden. Wenn das Mittel hingegen bei einem Gelsemium-Fall langsam wirkt, so ist das ganz normal und man hat dann keinen Grund, sich zu beunruhigen oder das Mittel zu wechseln, denn die langsame Entwicklung des Gelsemium-Falles hat auch eine langsame Wiederherstellung zur Folge. Es vergehen in jedem Falle 1 oder 2 Tage, um einen bemerkenswerten Erfolg feststellen zu können. Da die Gelsemium-Fälle im allgemeinen keinen dramatischen Verlauf nehmen und Komplikationen selten sind, bleiben wir zuversichtlich, selbst wenn das Fieber während einiger Tage anhält. Das Fieber selbst darf uns nicht beunruhigen, denn diese Reaktion zeigt uns, daß sich der Körper gut verteidigt. Alle Krankheiten, die von Fieber begleitet sind, heilen im allgemeinen leicht und umso schneller, je höher das Fieber ist. Die meisten Krankheiten ohne Fieber sind im Gegensatz dazu viel schwieriger zu heilen. Der Organismus verteidigt sich schlecht, die Krankheiten haben Neigung chronisch zu werden. Es gibt daher nichts Absurderes, als das Fieber ohne zwingenden Grund durch *Antipyretica* herabzudrücken, denn das behindert die Verteidigung des Organismus und führt zu Komplikationen. Eine solche Therapie verlängert in allen Fällen die Dauer der Krankheit. Sie ist zu verpönen, es sei denn, die Höhe des Fiebers sei derart, daß dadurch Lebensgefahr droht.

Der äußere Anlaß, der am häufigsten die Gelsemium-Fälle auslöst, ist eine Erkältung wie bei den Aconit- und Belladonna-Fällen usw. In letzteren Fällen bricht das Fieber aber schon einige Stunden nach der Erkältung aus, während es bei *Gelsemium* erst nach 3 oder 4 Tagen auftritt. Der Zeitraum zwischen der Erkältung und dem Auftreten der ersten Symptome der Krankheit ist daher ebenfalls ein Hinweis auf das Mittel.

Chronische Symptome: Der Gelsemium-Kranke weist, wie der Ferrum-Kranke, meist schon ziemlich lange vor der

Krankheit gewisse charakteristische Symptome auf: z. B. Lampenfieber vor einem Examen oder ähnliche Symptome dieser Art. Oft bekommt er Durchfall infolge von Erregung. Wenn er zum Doktor oder Zahnarzt gehen oder sich bei einem Arbeitgeber vorstellen muß, so wird ein noch so sehr verstopfter Gelsemium-Typ reichlich Stuhlausleerung haben. Dieses Symptom hängt wie alle anderen natürlich von verschiedenen Faktoren ab. So kann ein Gelsemium-Typ dieses Symptom während seiner Jugend aufweisen, solange er gegenüber Gemütserregungen noch besonders empfindlich ist, während das Symptom später verschwinden kann, wenn das Leben den Patienten härter gemacht hat.

Der Gelsemium-Kranke ist auch gewissen klimatischen Einflüssen gegenüber sehr empfindlich besonders gegenüber warmen Südwinden und warmem und feuchtem Wetter.

Bei *Gelsemium* finden wir Kopfschmerzen, vor allem im Hinterkopf; die Schmerzen dehnen sich nach dem Hals und den Schultern aus. Der Gelsemium-Kranke leidet sehr häufig an Sehstörungen, z. B. an einem dumpfen Schmerzgefühl des Augapfels, das mit Sehstörungen einhergeht. Diese Symptome können schon im normalen Leben vorhanden sein oder erst im Verlauf einer akuten Krankheit auftreten. Die Sehstörungen können bis zu echten Augenmuskellähmungen gehen mit Bewegungshinderung, Strabismus und erschwerter Akkommodation. Die Ptose der Augenlider haben wir schon erwähnt.

Die Zunge kann paretisch sein, was sich in einer Schwere auswirkt, die das Sprechen behindert.

Die Beine sind schwach, häufig wie gelähmt; der Kranke hat „Beine aus Watte". Dieser Zustand kann sich bei schweren Fällen bis zu einer wirklichen Paralyse auswirken, die man dann mit *Gelsemium* heilen kann, wenn die anderen Symptome übereinstimmen. Wir müssen noch einmal betonen, daß man mit diesem Mittel nur einen Gelsemium-Fall heilen kann, der an Paralyse leidet, hingegen kann man nicht jede beliebige Paralyse mit *Gelsemium* heilen; denn jeder Fall hat sein eigenes Mittel gemäß seiner inneren Struktur.

Der Gelsemium-Kranke leidet oft auch an Schluckstörungen; das Hinunterschlucken von heißen Getränken macht ihm besondere Mühe.

Modalitäten: Verschlimmerung bei warmem und feuchtem Wetter, zwischen 15 und 17 Uhr, durch Bewegung (ausgenommen das Herz), durch Gemütserregungen (Vorladungen, Telegramme, schlechte Nachrichten etc.), durch Föhn und wenn der Kranke einen Abhang hinuntergeht.

Besserung: durch reichliches Ausscheiden von blassem Urin, durch Schwitzen, durch Einnahme von Stimulantien (Kaffee, Wein usw.).

Beispiel: Ein Patient, der an Kopfschmerzen leidet, welche jedes Mal nach dem Ausscheiden von reichlichem, blassem Urin besser werden, ist ein Gelsemium-Kranker, hauptsächlich wenn diese Kopfschmerzen sich durch Föhn, warmes und feuchtes Wetter oder Gemütserregungen verschlimmern, wenn die Beschwerden sich vom Kopf nach dem Hals und den Schultern ausbreiten und von Sehstörungen und Ptose der Augenlider begleitet sind. Eine einzige hohe Dynamisation *Gelsemium* (200 oder M) kann dann diesen Kranken definitiv von seinen Kopfschmerzen und seiner Sensibilität gegenüber warmem und feuchtem Wetter heilen, sowie von allen anderen Symptomen, die für dieses Mittel charakteristisch sind. Allerdings muß man dann diese Hochpotenz auch lange genug wirken lassen, d. h. mindestens 4—8 Wochen lang, ohne zwischenhinein irgend ein anderes Mittel zu geben.

5. *Eupatorium perfoliatum*

Eupatorium ist das letzte Mittel, das wir für grippale Fieber angeben. Es ist leicht zu identifizieren, denn es hat ein sehr charakteristisches Symptom: allgemeine Zerschlagenheit der Glieder sowie Schmerzhaftigkeit von Muskeln und Knochen, hauptsächlich in den Extremitäten und im Rücken. Dieses einzige Symptom genügt manchmal schon, um das Mittel zu bestimmen; es muß sich dabei aber um einen zumindest leicht febrilen Zustand handeln, der mehr oder weniger plötzlich aufgetreten ist. Bei chronischen rheumatischen Beschwerden ist jedoch das Mittel nur ausnahmsweise angezeigt. Meist ist in den letzteren Fällen seine Wirkung nur schwach. Denn es wirkt nicht gleich einem Narcoticum, wie es ein analoges allopathisches Mittel tun würde, sondern es stellt das gestörte vitale Gleichgewicht des Kranken in seiner Gesamtheit wieder her, vorausgesetzt daß er wirklich an einem Eupatorium-Zustand leidet. Daraus geht hervor, daß wir noch andere Charakteristika benötigen, die zur Identifikation des Zustandes von *Eupatorium* notwendig sind.

Das Fieber habe ich bereits erwähnt. Es ist im allgemeinen nicht sehr hoch. Meist tritt es plötzlich auf, aber die Plötzlichkeit ist nicht so ausgeprägt wie bei den Aconit-, Belladonna- und Ferrum-phos.-Fällen. Das Fieber hat aber ein besonderes Charakteristikum: es tritt häufig morgens zwischen 7 und 9 Uhr auf und auch an den folgenden Tagen liegt der Höhepunkt des Fiebers um diesen Zeitpunkt herum. Diese Stunde der Verschlimmerung muß zwar nicht unbedingt auftreten, wenn jedoch diese Modalität vorhanden ist, ist das Mittel umso wirksamer.

Einige andere Symptome sind:

1. Große Empfindlichkeit gegenüber Kälte, die häufig Störungen auslöst.

2. Schmerzempfindlichkeit der Augenhöhlen.
3. Schnupfen, begleitet von Bronchialkatarrh; die Gleichzeitigkeit dieser beiden Lokalisationen ist äußerst charakteristisch.
4. Kopfschmerzen mit Empfindlichkeit der Kopfhaut.
5. Übelkeit am Morgen, oft begleitet von Leberschmerzen.
6. Durst auf kaltes Wasser.
7. Erbrechen verbessert den Allgemeinzustand.
8. Eine Periodizität, deren Rhythmus zwischen 3—7 Tagen schwankt.

Das Mittel kann daher mit Erfolg bei Grippefällen angewandt werden, die von Schnupfen und Bronchitis begleitet sind, ferner bei akutem und subakutem Rheumatismus, bei Gallebrechen, bei Leberkongestion und manchmal auch bei Aphthenfällen, vorausgesetzt daß ein oder zwei Schlüsselsymptome vorhanden sind (allgemeine Zerschlagenheit, Periodizität, Fieber, das sich morgens verschlimmert usw.).

Unter den Mitteln, die ich bereits aufgezählt habe, gleicht *Gelsemium* dem *Eupatorium* am meisten, denn es hat auch das Zerschlagenheitsgefühl; man unterscheidet das Mittel durch seine abweichenden Modalitäten (Schläfrigkeit, langsames Auftreten der Symptome, Zittern, emotionelle Überempfindlichkeit, Schwere der Augenlider, depressiver Zustand, Verschlimmerung durch warmes und feuchtes Wetter, Erhöhung des Fiebers im Laufe des Nachmittags usw.).

Mit diesen 5 hier beschriebenen Mitteln sind wir gut gegen grippale Zustände gewappnet, d. h. gegen alle fiebrigen Zustände mit verschiedenen Allgemeinstörungen, die bald das eine bald das andere Organ befallen, meistens mehrere Organe zur gleichen Zeit. Das Charakteristische an diesen Zuständen ist, daß sich die Störungen nicht auf ein einziges Organ beschränken, sondern daß Reaktionen in den verschiedensten Organen auftreten*).

Es gibt natürlich auch Grippezustände, wo andere Mittel angezeigt wären. Das trifft besonders für die Ausnahmefälle zu, die nicht mehr in den Rahmen eines Leitfadens für Homöopathie in einschlägigen Fällen gehören. Nur der erfahrene homöopathische Arzt, der die ärztliche Materie von Grund auf kennt, kann in schwierigeren Fällen das homöopathische Mittel bestimmen. Man kann jedoch zusichern, daß man in der Lage ist, dank der beschriebenen Mittel mindestens 90% der Grippefälle rationell, schnell und vollständig zu heilen, vorausgesetzt daß man richtig vorgegangen ist.

Wenn man die Behandlung beginnt, muß man den Allgemeincharakter der fiebrigen Erkrankung feststellen. Sticht die Plötzlichkeit des Auftretens ins Auge, denken wir an *Aconit, Belladonna* oder *Ferrum phos.;* wenn dagegen die Erkrankung langsamer aufgetreten ist, kommen *Gelsemium* oder *Eupatorium* in Frage. Ferner versuchen wir die Gründe des Auftretens zu bestimmen: starke Kälte, eisiger Luftzug usw. sprechen für *Aconit;* ein Sonnenstich oder eine Erschütterung für *Belladonna;* feuchte Wärme für *Gelsemium* usw. Dann müssen wir den Kranken näher betrachten: Gesichtsröte, die bei Anstrengungen erblaßt, bringt uns auf *Aconit* oder *Ferrum phos.;* rotes glänzendes Gesicht auf *Belladonna;* dunkelrotes Gesicht auf *Gelsemium.* Des weiteren betrachten wir den psychischen Zustand des Kranken: Angst oder Furcht zu sterben sind Anzeichen für *Aconit;* ein heftiger Charakter weist uns auf *Belladonna;* eine Überempfindlichkeit gegenüber psychischen Einflüssen (schlech-

*) Das Wort „Grippe“, das man für gewöhnlich in der Medizin gebraucht, um solche Zustände zu bezeichnen, bedeutet nichts Sicheres, es ist nur eine Verlegenheitsdiagnose für zahlreiche ganz verschiedenartige Krankheitszustände.

ten Nachrichten usw.) läßt uns an *Gelsemium* denken usw. Ängstliche Erregung deutet auf *Aconit;* turbulente Wildheit auf *Belladonna;* schläfrige Depression auf *Gelsemium;* nervöse Reizbarkeit mit Mangel an Willen auf *Ferrum phos.* usw. Man muß auch die Unverträglichkeit von Nahrungsmitteln in Betracht ziehen; Abneigung gegen Eier weist uns auf *Ferrum phos.*, usw. Der Höhepunkt des Fiebers ist auch von Wichtigkeit. Wenn er gegen Abend gelegen ist, denken wir an *Aconit* oder *Belladonna;* wenn er nachmittags auftritt, bringt uns das auf *Gelsemium;* fieberhafte Verschlimmerung am Morgen läßt uns an *Eupatorium* denken.

Wenn wir die Untersuchung beendet haben, werden wir die Symptome verschiedener Mittel vor uns haben und unsere Aufgabe besteht jetzt darin, das homöopathischste und wirksamste Mittel unter diesen auszuwählen. Die Anzahl der Symptome ist nicht wichtig, sondern vielmehr ihr qualitativer Wert. Wenn wir ein für ein Mittel sehr charakteristisches Symptom haben, z. B. „allgemeine Zerschlagenheit", so ist für gewöhnlich *Eupatorium* das Heilmittel, auch wenn verschiedene andere Symptome, die weniger typisch sind, zu Gunsten von *Aconit* sprechen. Man gibt daher das erstere und nicht das letztere Mittel. Wenn man das angezeigte Mittel gefunden zu haben glaubt, muß man an Hand der Materia medica alle Symptome überprüfen, um zu wissen, ob ein hoher Grad der Ähnlichkeit besteht oder ob sie nur annähernd ist. Im ersteren Falle wird die Wirkung des Mittels im allgemeinen durchschlagend sein, im letzteren Fall ist das auch möglich, aber häufig wird das Mittel nur eine teilweise Wirkung haben, indem es den Kranken zwar bessert, aber nicht vollständig heilt. Man soll dann die Wirkung gut beobachten und wird sich bemühen, ergänzende Symptome zu finden, die uns vielleicht bei der ersten Untersuchung entgangen sind oder noch gar nicht vorhanden waren. Sobald man diese neuen wichtigen Symptome festgestellt hat, ändert man die Behandlung, d. h. man wählt das nächstfolgende Mittel, das noch homöopathischer als das erste sein muß. Dieses Mittel wird dann die Heilung beenden.

Wenn wir so vorgehen, heilen die grippalen Erkrankungen meist in wunderbarer Weise aus. Der Kranke selbst wird sich der heilsamen und tiefen Wirkung des homöopathischen Mittels bewußt. Keine Behandlung kann denjenigen, der sich für Homöopathie interessiert, besser über die Qualität unserer Heilmittel unterrichten, als die Erfahrungen, die man am eigenen Körper erlebt. Nach einer Krankheit, die gewissenhaft mit Homöopathie behandelt wurde, erlangt der Patient beinahe immer sofort vollste Gesundheit; es gibt praktisch keine Rekonvaleszenz. Außerdem entwickelt die homöopathische Behandlung eine größtmögliche Immunität gegen die durchgemachte Krankheit, so daß die sonst häufigen Rückfälle selten beobachtet werden. In dieser Hinsicht ist die Homöopathie den *Antibioticis* erheblich überlegen, denn die letzteren hindern den Immunisierungsprozeß und bewirken, daß der Kranke immer anfälliger wird. Das beweisen die häufigen Rückschläge die ja allen wohlbekannt sind*).

Für uns Homöopathen bedeutet dieser Meinungsumschwung im Lager der Schulmedizin eine große Genug-

*) Verschiedene Artikel, die in den Zeitschriften der Schulmedizin erschienen sind, haben sich mit dieser Frage befaßt und auf den letzten medizinischen Kongressen wurde dieses Thema in allen Ländern der Erde weitgehend erörtert. Die repräsentativen Mediziner all dieser Länder haben sich unserer Auffassung angeschlossen bezüglich der problematischen Wirkung der *Antibiotica*, die im allgemeinen zur Unterdrückung der augenblicklichen Krankheit führen, jedoch den Kranken, auf die Dauer gesehen, anfälliger machen und daher die Ursache für viele Übel sind, welche häufiger und gefährlicher auftreten als die leichte Grippe, gegen die sie anfänglich verordnet wurden. Man kam soweit, den Ärzten größtmögliche Zurückhaltung im Gebrauch der *Sulfonamide* und des *Penicillins* etc. anzuraten, ja in gewissen Fällen vor ihrer Anwendung zu warnen (bei Scharlach z. B.).

tuung. Aber wir fragen uns, was der Schulmediziner in der Zukunft nun in solchen Fällen verschreiben wird, wenn er die *Antibiotica* nicht mehr verwenden soll? Was gibt es denn noch für spezifische Heilmittel gegen grippale und andere Zustände, wenn nicht die homöopathischen? Darum wiederholen wir: „Ceterum censeo", daß jeder Arzt, der rationell und spezifisch heilen will, die Homöopathie kennen lernen muß. Nur unter dieser Voraussetzung wird er seine Aufgabe mit Erfolg für seine Kranken durchführen können; ein wahrer Arzt darf sich nicht darauf beschränken, eine akute Krankheit zu unterdrücken, unter Mißachtung der üblen Folgen, die dann früher oder später auftreten, sondern er muß seinem Kranken für das ganze Leben helfen, indem er ihn immer widerstandsfähiger gegen Krankheiten macht.

II. Heilmittel bei akuter Rhinitis

(Schnupfen)

Bei diesen Erkrankungen haben wir den Vorteil, nach einem abgekürzten Verfahren vorgehen zu können, denn es würde zu viel Arbeit erfordern, wenn wir alle Symptome des Kranken einschließlich der psychischen in Betracht ziehen wollten. Beim gewöhnlichen akuten Schnupfen stützt man sich einfach auf die hervorstechendsten Merkmale, die dem Kranken eigentümlich sind. Die klinischen Symptome werden möglichst ausgeschaltet.

1. Nux vomica

erzeugt 3 Typen von Rhinitis:

a) Trockene, jedoch verstopfte Nase, mit rauhem Hals. Diese Verstopfung wird stärker in der Nacht und in der frischen Luft. Häufig beginnt der Schnupfen auf diese Art. *Nux vomica* ist infolgedessen das am Anfang der Erkältung am häufigsten angezeigte Heilmittel.

b) Etwas später erfolgt Sekretion, hauptsächlich am Morgen. Das Sekret ist durchsichtig, in der Nacht läuft die Nase jedoch nicht, sie ist trocken und verstopft. Die Absonderung hat im Hinblick auf die Verstopfung eine gegensätzliche Modalität, sie ist stärker morgens, ebenso im warmen Zimmer und schwächer während der Nacht.

Nux vomica wirkt am besten im Anfangsstadium des Schnupfens. JAHR, einer der fähigsten Homöopathen, betrachtete das Heilmittel als für diesen Zeitpunkt geradezu spezifisch. Wenn der Kranke also zu Anfang des Schnupfens keine Charakteristika aufweist, kann man ihm vorteilhafterweise *Nux vomica* verordnen bis zu dem Moment, wo deutliche Modalitäten auf ein anderes Heilmittel hinweisen.

Nux vomica ist jedoch besonders wirksam für den Typ, der diesem Mittel entspricht, das ist der cholerische und reizbare Stubenhocker, der durch seine Geschäfte Überbeanspruchte, der die Kälte fürchtet und der durch Kälte Verschlimmerung erfährt. In diesen Fällen heilt *Nux vomica* häufig den Schnupfen vollständig und verhindert sogar die Rezidive, an denen diese Patienten oft leiden. Wenn der Kranke sich im Kühlen besser fühlt und weniger gut während der warmen Jahreszeit, ist *Nux vomica* im allgemeinen weniger wirksam.

2. *Allium cepa*

Allium ist wie *Euphrasia* eines der Heilmittel, die sehr häufig bei Schnupfen angezeigt sind. Seine Charakteristika sind:

Schnupfen mit klarem, reichlichem und reizendem Ausfluß.

Infolge dieses reizenden Ausflusses sind die Nasenlöcher und die Unterlippe häufig entzündet.

Reizung und Juckreiz im Kehlkopf, begleitet von Husten mit einem Gefühl, als ob der Kranke ein lästiges Häkchen im Hals hätte.

Bindehautentzündung mit blandem, nicht reizendem Tränenfluß.

Der Schnupfen verschlimmert sich im warmen Zimmer und am Abend und bessert sich im kalten Zimmer, in der frischen Luft und durch Bewegung.

3. *Euphrasia*

Euphrasia ist gleichermaßen, wie wir schon gesagt haben, ein Hauptmittel bei Schnupfen. Es hat die gleichen Modalitäten wie *Allium cepa*. Man kann die beiden Mittel jedoch dadurch unterscheiden, daß bei *Euphrasia* der Ausfluß aus der Nase nicht reizt, während die begleitende Conjunctivitis ausgeprägter ist und einen beißenden Tränenfluß hervorruft, so daß der Kranke sich dauernd die Augen reiben oder sie mit einem Taschentuch abwischen möchte. Der Schnupfen verschlimmert sich ebenfalls am Abend, im warmen Zimmer und durch Licht, er bessert sich in der frischen Luft.

4. *Mercurius vivus*

ist besonders angezeigt bei Rhinitiden, die vor oder nach einer Angina auftreten, also ganz besonders bei Personen, bei denen jeder Schnupfen sich auf den Hals ausdehnt oder jede Angina mit einem Schnupfen endet. Man muß sich daher über die Anamnese orientieren.

Außerdem ist der Ausfluß beißend.

Der Schnupfen verschlimmert sich durch kalte Luft.

Als Begleitsymptome bemerken wir häufig gesteigerte Speichelbildung und schlecht riechenden Atem.

5. *Arsenicum album*

Dieses Mittel ist besonders bei mageren, frösteligen und adynamischen Personen angebracht. Es ist eines der wenigen Heilmittel, bei denen der Schnupfen sich im warmen Zimmer bessert. Man muß es in erster Linie in Rechnung ziehen, sobald diese Modalität ausgeprägt ist.

6. *Pulsatilla*

Dieses Mittel ist häufig am Ende eines Schnupfens angezeigt, besonders wenn der Ausfluß dick und gelblich wird und sich im warmen Zimmer und am Abend verschlimmert (im Gegensatz zu *Nux vomica*).

Pulsatilla ist auch gut bei alten Nasenkatarrhen, wenn sie den vorher erwähnten Ausfluß und die charakteristischen Modalitäten aufweisen.

Sie wirkt am besten bei Personen mit zartem Temperament, die gegen Bemerkungen empfindlich sind und gleich Tränen im Auge haben, sobald man ihnen den geringsten Vorwurf macht. Die „kleine blaue Blume"!

Man darf sich jedoch durch den Anschein nicht täuschen lassen. Es gibt viele Erwachsene, die im Existenzkampf gestählt wurden und energisch erscheinen, bei denen man auch nicht das kleinste Symptom von Sentimentalität entdecken könnte. Wenn man sie jedoch über ihre Kindheit ausfragt, hört man häufig, daß sie mit Ausnahme einiger explosiver cholerischer Anfälle die Neigung hatten, zart, hingebend und Eindrücken zugänglich zu sein. Das sind die Menschen, die hart erscheinen, die aber durch Liebenswürdigkeit oder ein versöhnliches Wort leicht entwaffnet werden, kurzum es sind Menschen mit doppeltem Charakter. In diesen Fällen ist *Pulsatilla* oft auch sehr angebracht, hauptsächlich wenn die Abneigung gegen ein warmes Zimmer und die Verschlimmerung im warmen Zimmer ausgeprägte Züge ihrer Modalitäten sind.

III. Kinderkrankheiten und Störungen beim Zahnen

Chamomilla

Chamomilla ist das große Heilmittel bei zornigen und reizbaren Kindern, die gegen Schmerzen sehr empfindlich sind, hauptsächlich wenn die Störungen (Fieber, Hautausschläge, gastrische Störungen oder Diarrhoe) mit dem Zahnen (Durchstoßen der Zähne) in Verbindung stehen.

Das Chamomilla-Kind weist außerdem eine Neigung zu grüngefärbten Durchfällen auf und hat eine Unverträglichkeit gegen Milch; es will auf dem Arm getragen, geschaukelt und gehätschelt werden, was offensichtlich bessert. Diese letztere Modalität in Verbindung mit zornigem Charakter, Empfindlichkeit gegen Schmerzen und Verschlimmerung beim Zahnen genügt sehr häufig, um die Diagnose *Chamomilla* zu stellen. Wenn Diarrhoe und Verschlimmerung durch Milch obendrein vorhanden sind, ist das Bild komplett und *Chamomilla* wird sehr wirksam sein.

Man muß jedoch unterscheiden, ob der Patient eine Chamomilla-Konstitution hat oder ob er nur dazu neigt, die Störungen dieses Mittels hervorzubringen. Im ersteren Falle weist der Patient beständig die Charakteristika von *Chamomilla* auf, selbst wenn er nicht krank ist. Ferner leidet er meist periodisch an den typischen Krankheiten dieses Mittels. Unter Chamomilla-Medikation könnte er definitiv umgewandelt werden, seine cholerische Natur würde sich beruhigen und er würde nicht mehr die vorerwähnten Krankheiten bekommen. Andere Patienten hingegen weisen gar keine Zeichen von *Chamomilla* auf, wenn sie nicht krank sind. Die Chamomilla-Symptome treten dann nur im Fall einer Erkrankung auf, besonders wenn diese durch einen der aetiologischen Faktoren hervorgerufen ist, die am Ende dieses Abschnittes aufgeführt sind. Bei diesen letzteren Kranken heilt *Chamomilla* nur die akute Krankheit, formt jedoch das konstitutionelle Terrain nicht um. Diese können später aufs neue die gleichen krankhaften Symptome aufweisen. Wenn diese Krankheiten wiederholt auftreten, muß man das ihnen entsprechende konstitutionelle Mittel suchen, um den konstitutionellen Fehler des Patienten auszumerzen. Dieses konstitutionelle Mittel wird dann häufig *Magn. carb.* sein.

Man muß die Reaktionen des Individuums gegenüber seiner Umgebung gründlich studieren; der Chamomilla-Typ liebt es, mit anderen Menschen Verbindung aufzunehmen, aber diese Beziehungen müssen innig und handgreiflich sein, wie das beim Umarmen und beim Schaukeln der Fall ist oder wenn man das Kind auf dem Arm trägt und hin- und herwiegt. Andererseits verträgt es der Chamomilla-Patient nicht, wenn man allzu heftig in seine individuelle Sphäre eindringt. Diese Reaktionen beweisen uns übrigens die unvergleichliche Feinheit der sensoriellen und psychischen Organisation der menschlichen Wesenheit, die nur die Homöopathie mit Erfolg in ihrer Therapie anzuwenden versteht. Es gibt viele Menschen, die auf dieselbe Art zu reagieren scheinen; dem geübten Auge des gewiegten Beobachters entgehen jedoch die feinsten Nuancen nicht und in den folgenden Fällen wird er z. B. *Chamomilla* nicht verordnen:

Wenn das Kind nicht berührt werden will oder wenn es weint, sobald man es berührt. Das ist charakteristisch für

Antimon. crud. Dieser Typ wehrt sich heftig gegen jegliches Berühren, besonders gegen Festhalten. Dieser Typ will auch nicht, daß man in sein Innenleben eindringt, aber die Nuance ist wieder anders.

Wenn es dem Kind nichts ausmacht, ob man es berührt oder trägt, wenn es sich jedoch wehrt oder weint, falls man es streichelt oder tätschelt, dann muß man an *Cina* denken.

Wenn das Kind jedoch schon weint, sobald man es nur ansieht, ohne es zu berühren, kommt *Natr. mur.* in Betracht.

Bei *Chamomilla* und *Antimon crud.* drückt sich die Empfindungsbereitschaft auf körperlichem Gebiet aus (berühren, wiegen), bei *Cina* drückt sie sich gleichzeitig auf körperlichem Gebiet und im Gefühlsleben aus (Abneigung gegen Liebkosungen); bei *Natr. mur.* ist sie noch viel subtiler; ein einziger Blick aus der Entfernung löst schon die Abwehrbereitschaft oder eine psychische Reaktion aus. Diese Nuancen sind häufig schwierig zu unterscheiden, hauptsächlich für den Anfänger.

Ein Mensch mit Verstopfung, der aber Milch gut verträgt, kann nur teilweise ein Chamomilla-Patient sein; *Chamomilla* wird nicht sein Grundheilmittel sein. Jedoch kann bei einem solchen Menschen ein Chamomilla-Zustand vorübergehend auftreten, wenn andere Symptome darauf hinweisen. Die Wirkung von *Chamomilla* ist dann nur im akuten Zustand wirksam, sie geht nicht tiefer, d. h. sie beeinflußt z. B. den Charakter nicht, was bei einem konstitutionellen Chamomilla-Patienten der Fall ist.

Der Charakter der Schmerzen ist bei *Chamomilla* sehr typisch; die Schmerzen sind äußerst stark, ja ungebärdig; das Kind schreit und brüllt; Schaukeln vermindert das Schreien nur zeitweilig. Diese *übersteigerte* Art der Schmerzen ist bedingt durch die übermäßige Sensibilität des

Nervensystems. Das Kind empfindet schon mittlere Schmerzen als sehr heftig.

Ein anderes Charakteristikum von *Chamomilla* ist, daß der Kranke häufig eine rote und eine blasse Wange bei Fieberanfällen oder bei Schmerzen hat. Es sind jedoch die Wangen und nicht die Ohren, wie ich das einmal bei einem homöopathischen Vortrag gehört habe. Man muß bei der Homöopathie sehr exakt sein; die Tatsache, daß es sich hier um die Wangen handelt, steht wahrscheinlich in Beziehung zu den vitalen Spannungsunterschieden, die in diesen Fällen andere Energiefelder erzeugen als zum Beispiel beim Graphit-Typ. Letzterer hat vielleicht ein rotes und heißes linkes Ohr, während das rechte Ohr normal ist. Bei *Kalium carb.* ist es gerade umgekehrt. So genau muß bei der Homöopathie beobachtet werden.

Der akute Chamomilla-Zustand wird häufig durch Ärger hervorgerufen; jedenfalls verschlimmern sich Chamomilla-Symptome immer bei Zorn. Krankheiten wie Ikterus, gastrische Störungen, Diarrhoe, usw., die nach einem heftigen Zornanfall auftreten, verschwinden oft nach einer Gabe *Chamomilla*, wenn der Kranke auch nur einige Anzeichen dieses Mittels aufweist.

Psychischer Zustand des Chamomilla-Typs: Er ist in erster Linie cholerisch, auch sensibel, überempfindlich, häufig schlecht gelaunt, streitsüchtig, unhöflich und ungeduldig, ein reizbarer und unverträglicher Mensch. Jedoch genügen diese psychischen Symptome allein nicht, denn viele Heilmittel weisen ähnliche auf. Man benötigt immer noch einige andere Charakteristika, um mit Recht einen Chamomilla-Fall annehmen zu können.

Gesicht: Eine Backe ist rot, die andere ist weiß; warmer Schweiß auf der Stirn und auf der Kopfhaut (tritt hauptsächlich während des Fiebers und nach dem Essen oder Trinken auf).

Begierden und **Abneigungen:** Verlangen nach kaltem Wasser und sauren Getränken, Abneigung gegen warme Getränke.

Verschlimmerungen: Durch Anwendung direkter Wärme bei akuten Schmerzen (hauptsächlich Zahnschmerzen werden durch Wärme verschlimmert, jedoch durch kalte Kompressen gebessert); andererseits verschlimmern kalte Winde und rufen akute Zustände hervor. Verschlimmerung am Abend, in der Nacht, durch Kaffee, Narkotica, Milch, durch das Zahnen und durch Ärger.

Besserungen: Durch warmes und feuchtes Wetter, bei mildem Wetter, bei leerem Magen, nach dem Schwitzen; wenn das Kind auf den Armen gewiegt und liebkost wird.

Klinische Zustände, bei denen *Chamomilla* wirksam ist, sofern einige Chamomilla-Symptome vorhanden sind:

Zahnschmerzen, alle Arten Fieber, Magen- und Leberschmerzen, Gelbsucht infolge von Ärger, grüne Diarrhoe, Diarrhoe nach Milchgenuß; Schnupfen; rheumatische Schmerzen, hauptsächlich der unteren Gliedmaßen, die den Kranken zwingen, sich in der Nacht zu erheben und einige Schritte zu gehen; Schlaflosigkeit bei Kindern, nächtliches Schreien; schmerzhafte Regeln.

Ursachen, welche akute Chamomilla-Zustände bei den dafür prädisponierten Personen auslösen (was die Symptome anzeigen):

Zorn, Verweise, Zahnung, Unterdrückung von Schweiß und Hautausschlägen (durch Salben).

Sir JOHN WEIR, der Hausarzt der königlichen Familie von England, wurde einmal nachts gerufen, da einer der Prinzen an heftigen Zahnschmerzen litt, die in dem Moment aufgetreten waren, als ein Zahn durchstoßen wollte. Sein Schreien hatte alle Insassen des Palastes aufgeweckt. Eine einzige Gabe *Chamomilla 200* ließ den Erbprinzen in wenigen Minuten verstummen. Der König bemerkte darauf zu

Dr. WEIR: „Wenn Sie nie in Ihrem Leben etwas Nützliches getan hätten, würde diese einzige Tat genügen, um Ihr Dasein zu rechtfertigen".

So schnell kann *Chamomilla* wirken (auch jedes andere homöopathische Mittel), wenn es gut ausgewählt wird.

IV. Heilmittel bei Angina

1. Aconit

Dieses Mittel muß zu Anfang bestimmter Anginen in Betracht gezogen werden, wenn dieselben Teil eines akuten grippalen Zustandes sind, der die Charakteristika von *Aconit* aufweist. Die Mandeln können heftig entzündet sein. Jedoch bleibt diese Entzündung an der Oberfläche; es ist mehr eine entzündliche Rötung, ohne starke Schwellung. Die Plötzlichkeit, die Schauer, das hohe Fieber, der Durst, die Verschlimmerungen und der geistige Zustand, der für *Aconit* charakteristisch ist, müssen vorhanden sein, wenigstens teilweise.

2. Belladonna

Diese Angina charakterisiert sich durch Scharlachröte des Schlundes und der Mandeln, die im allgemeinen geschwollen sind. Außerdem muß der Kranke noch einige andere Belladonna-Symptome aufweisen. Dieses Mittel hat eine Vorliebe für die rechte Seite. Infolgedessen beginnt diese Angina im allgemeinen rechts und entwickelt sich nach links hin. Häufig sind auch die Nackendrüsen schmerzhaft und geschwollen. Im Gefolge der Belladonna-Angina treten häufig Schlundkrämpfe auf, und daher kommt die Nahrung oft zur Nase wieder heraus. Die Mandeln weisen eine Serum-Ausschwitzung auf, die transparente Tröpfchen auf der Schleimhaut hinterläßt. *Belladonna* und *Aconit* sind am häufigsten im Anfang einer Angina angezeigt. Wenn keine sonstigen Symptome vorhanden sind, die für andere Mittel charakteristisch sind, wählt man dasjenige der beiden Mittel, das am besten der allgemeinen und lokalen Symptomatologie entspricht. Plötzlichkeit des Auftretens ist aber unerläßlich.

3. *Phytolacca*

Dieses Mittel ist sehr häufig bei Angina angezeigt. Der Hals ist rot oder dunkelrot. Meistens ist diese Angina in den Gaumensegeln lokalisiert. Sie ist oft von Schauern, Muskelschmerzen und Zerschlagenheit begleitet. Die Person, auf die *Phytolacca* zutrifft, ist häufig ein chronischer Rheumatiker. *Phytolacca* wird man bei den Arten von Anginen anwenden, die keine Charakteristika von *Aconit* oder *Belladonna* aufweisen, hauptsächlich wenn die Entwicklung nicht so akut ist, um die vorerwähnten Mittel zu rechtfertigen, und wenn sich kein Eiter gebildet hat oder keine anderen Symptome vorhanden sind, die auf eines der nachstehend aufgeführten Mittel hinweisen.

4. *Apis*

Das für *Apis* typische Symptom ist das Ödem. Diese Angina weist daher eine beträchtliche Schwellung auf; die Schleimhaut des Schlundes ist geschwollen; sie sieht häufig sogar gelatineartig aus. Das Zäpfchen gleicht einem mit Wasser gefüllten Sack. Die Farbe des Schlundes ist hellrot.

Ein anderes Leitsymptom von *Apis* wird durch die stechenden Schmerzen charakterisiert, die sehr heftig und unerträglich sind, wie ein Bienenstich. Dieses Symptom tritt jedoch nicht immer bei Anginen auf.

Die Zunge ist hellrot; die Temperatur kann stark erhöht sein und der Kranke hat trotzdem keinen Durst.

Das Beklemmungsgefühl ist ebenfalls typisch für *Apis*. Der Kranke glaubt ersticken zu müssen; die Kleider beengen ihn. Infolgedessen neigt er dazu, seine Kleider zu öffnen und sich zu entblößen. Dieser Zustand wird durch Wärme sehr verschlimmert (warme Getränke, warmes Zimmer, warme Temperatur).

Auf der anderen Seite erleichtern eisgekühlte Getränke und Kälte den Kranken.

Ein anderes Symptom, das häufig den Apis-Zustand begleitet, ist die Urin-Verminderung, die bis zu einer beinahe vollständigen Anurie gehen kann.

5. *Hepar sulfuris*

Diese Angina charakterisiert sich durch die Eiterbildung. Es ist eine lakunäre Angina, bei der sich die Krypten mit weißen Propfen füllen, die sich aus Eiter und Detritus zusammensetzen. Sie wird von stechenden Schmerzen und Splittergefühlen begleitet, als ob ein Knochensplitter in den Mandeln sich festgesetzt hätte. Die Stiche können bis in die Ohren ausstrahlen; sie sind meistens heftig und manchmal von Pulsation oder Spannungsgefühl in den benachbarten Geweben begleitet.

Der Charakter des Hepar-Kranken ist heftig, cholerisch und zänkisch. Jedoch ist es nicht unbedingt notwendig, daß diese psychischen Symptome beim akuten Zustand vorhanden sind. Das gleiche gilt für das Frösteln, das ein wichtiges Symptom der Hepar-sulfuris-Konstitution ist.

Die Symptome von *Hepar sulf.* werden durch Wärme und Feuchtigkeit gebessert, durch trockene Kälte verschlimmert, hauptsächlich durch trockenes kaltes Winterwetter.

Infolgedessen ist *Hepar sulf.* sehr häufig das Mittel bei Anginen, die im Laufe einer langen Schönwetterperiode im

Winter auftreten, oder bei Leuten, die sich in sehr trockenen Lokalitäten aufhalten müssen (Zentralheizung).

Hepar sulf. verhindert die Absceßbildung. Das Mittel ist daher besonders geeignet in den Fällen, wo ein Absceß im Begriff ist sich zu bilden, und wenn kein weiteres Symptom vorhanden ist, das für ein anderes Mittel typisch ist. Dieses Mittel beschleunigt auch sehr häufig die Heilung der Fälle, in denen *Belladonna* oder *Phytolacca* angezeigt waren, jedoch nur eine teilweise Heilung bewirkt haben.

6. *Lachesis*

In den Lachesis-Fällen muß man sich auf den Allgemeinzustand stützen und nicht auf die Angina. Der Allgemeinzustand ist ernst und zwar von Anfang an. Der Kranke ist schwach, blaß oder fahl (adynamisch); er stöhnt vor Schwäche und man sieht sofort, daß es sich um einen ernsten Fall handelt, um eine tiefgreifende Intoxikation durch Mikroben-Toxine oder um eine beginnende Sepsis.

Typisch für die Lachesis-Symptome ist der Beginn auf der linken Seite und die Entwicklung nach rechts; außerdem die bläuliche oder livide Farbe der Gewebe, die zu Gangrän neigen.

Außerdem hat der Kranke, wie bei *Apis,* eine ausgeprägte Atemnot. Es mangelt ihm an Luft, und er versucht, das durch schnelles oder tiefes Atmen auszugleichen, was ihn erleichtert. Der Druck der Kleider behindert ihn, er will den Kragen offenhaben, dessen Druck ihm unerträglich erscheint. Dieses Symptom ist jedoch nur dann von Bedeutung, wenn weder ein Absceß vorhanden ist noch eine zu starke Mandelanschwellung. Denn wenn das der Fall ist, wird das Erstickungsgefühl durch die Verlegung der Atemorgane hervorgerufen, d. h. durch ein klinisches Symptom (mechanisch), das in homöopathischer Hinsicht keinen Wert hat.

Die Beklemmung bei *Lachesis* ist biologischer Natur und nicht mechanischen Ursprungs; das Blut kann nicht genügend Sauerstoff aufnehmen und die Beklemmung rührt von diesem Sauerstoffmangel im Blut her und nicht von der Verstopfung der Atmungsorgane. Die Lachesis-Angina weist im allgemeinen keine große Anschwellung der Mandeln auf; eine solche Anschwellung wäre eine Gegenindikation für *Lachesis*. Dasselbe gilt auch für *Apis*.

Lachesis wird durch Wärme verschlimmert, hauptsächlich durch feuchte atmosphärische Wärme (Frühlingswärme), durch Hinunterschlucken von warmen Flüssigkeiten, durch Leerschlucken, außerdem durch Sonne. Der Lachesis-Kranke verschlimmert sich immer im Laufe des Schlafes; er wacht mit Erstickungsgefühl auf; morgens nach dem Schlaf fühlt er sich besonders schlecht.

Auf der anderen Seite tritt durch frische Luft (im Gegensatz zu *Hepar sulf.*), durch das Hinunterschlucken fester Speisen und gegen Abend Besserung ein.

7. *Lycopodium*

Lycopodium ist ein Lebermittel. Sein Arzneibild weist für gewöhnlich Verdauungs- und Leberfunktionsstörungen auf. Die Gesichtsfarbe des Lycopodium-Patienten ist häufig gelblich, ebenso seine Skleren.

Typisch für *Lycopodium* ist der Beginn auf der rechten Seite und die Verschlimmerung gegen Ende des Nachmittags (von 16—20 Uhr).

Der Lycopodium-Kranke ist im allgemeinen reizbar, häufig auch sensibel und sentimental (er weint vor Rührung, wenn er einen alten Freund trifft oder wenn man ihm dankt). Außerdem liebt er es, allein zu sein. Aber er verträgt die Einsamkeit nicht recht; er möchte jemanden in der Nähe haben, z. B. in einem Nebenraum.

Die Lycopodium-Angina ist nicht immer leicht zu diagnostizieren; man muß schon die Anamnese und den Charakter des Kranken kennen und diesen in Übereinstimmung bringen mit der rechtsseitigen Lokalisation und der Verschlimmerung von 16—20 Uhr. Diese Faktoren ermöglichen die Mittelwahl.

8. *Mercurius*

Wir wenden verschiedene *Mercursalze* an. *Mercur* heilt zwar fast alle Anginen, doch darf man ihn nur bei wirklichen „Mercur-Anginen" anwenden, sonst wirkt dieses Mittel auf allopathische Weise, fast ähnlich wie die *Antibiotica.* Beinahe jede Angina wird durch *Mercur* schnell unterdrückt; wenn es jedoch keine Mercur-Angina ist, erleiden die Patienten sehr oft Rückfälle. Bei den echten Mercur-Anginen hingegen ist dieses Mittel ein Specificum: es heilt nicht nur die jeweils vorhandene Angina, sondern verhindert auch weitere Anginen in der Zukunft.

Eine Angina ist eine echte Mercur-Angina, wenn folgende Symptome vorliegen: übelriechender Atem, reichlicher Speichelfluß oder ausgesprochene Trockenheit des Rachens, feuchte Haut, mäßiges Schwitzen ohne Erleichterung. Das Zahnfleisch ist häufig entzündet, manchmal blutet es. Die Mandeln sind im allgemeinen sehr geschwollen und haben oft „Propfen" in den Krypten; manchmal ist ein retro-tonsillärer Absceß im Entstehen.

Der Charakter des Mercur-Kranken ist schwierig und zerstreut; der Kranke liebt Reisen, Wohnungswechsel und immer neue Bekanntschaften.

Der Mercur-Typ ist gegenüber Witterungswechsel empfindlich, er wird verschlimmert durch örtlichen Druck, während der Nacht, durch Bettwärme, durch Liegen auf der rechten Seite, durch kalte Luft, durch Verzehren kalter Nahrungsmittel.

Wenn diese Symptome vorhanden sind, handelt es sich um einen Mercur-Fall; man muß dann nur noch prüfen, welches Salz speziell in Frage kommt.

Wenn nur die vorerwähnten Symptome vorhanden sind, verschreibt man *Mercurius vivus.* Beginnt hingegen die Angina rechts und breitet sie sich nach links aus: *Merc. jodat. flav.* Wenn sie links beginnt und sich nach rechts entwickelt: *Merc. bijodatus. Merc. cyanatus* ist angezeigt, wenn weißliche Membranen (Diphtherie) vorhanden sind. Man muß jedoch beachten, daß lediglich die Diagnose „Diphtherie" noch nicht auf *Merc. cyanatus* hinweist; es müssen auch die charakteristischen Symptome von *Mercur* vorhanden sein, andernfalls kann es sich um einen Fall handeln, der ein anderes Mittel erfordert, das man dann nach den typischen Symptomen bestimmen muß.

Man wendet *Mercur* am besten in der 6. LM an *). Man löst ein Körnchen dieser Potenz in einem Glas Wasser auf, gibt von dieser Lösung 3- bis 4mal täglich je einen Eßlöffel und verlangsamt zeitlich die Gaben, sobald sich eine Besserung zeigt. Wenn man eine solch hohe Verdünnung anwendet, riskiert man nicht, eine nicht mercurielle Angina auf falsche Art zu behandeln. Denn in solchen Fällen wäre *Mercur* in so hoher Verdünnung unwirksam und man würde sofort merken, daß es sich um keine dieses Mittel erfordernde Angina handelt.

Außerdem ist beachtenswert, daß man *Mercur* n i c h t nach *Phytolacca* anwenden soll; diese beiden Mittel vertragen sich nicht. Wenn man irrtümlicherweise *Phytolacca* gegeben hat und man später gewahr wird, daß es sich um eine Mercur-Angina handelt, muß man zunächst ein Zwischen-

*) 6. LM = sechste Potenz nach der Fünfzigtausender-Scala verdünnt [siehe HAHNEMANNS „Organon", 6. Aufl. (Karl F. Haug Verlag, Ulm/Do.) oder VOEGELI: Heilkunst in neuer Sicht (Karl F. Haug Verlag, Ulm/Do.)].

mittel geben, z. B. *Sulfur* C 30 oder dann *Lycopodium* bei rechts- oder *Lachesis* bei linksseitigen Anginen. Nachdem man dieses Zwischenmittel während 8—10 St. hat wirken lassen, verschreibt man das wirklich angezeigte Mittel: *Mercur.*

Bei den Anginen mit Eiterbildung habe ich häufig ausgezeichnete Erfahrungen mit der folgenden Verordnung gemacht: am 1. Tag: *Mercurius solubilis 6. LM*, 2 Körnchen in einem Glas Wasser aufgelöst, davon einen Eßlöffel voll alle 3 Stunden. Gegen Abend löst man 3 Körnchen *Hepar sulf. C 30* (oder besser noch M) in einem halben Glas Wasser auf und gibt die Hälfte davon abends 2 Stunden nach der letzten Dosis *Mercur*, die andere Hälfte am anderen Morgen. Der Erfolg ist häufig blitzartig, die Angina heilt wie durch Zauberschlag. Ein homöopathischer Kollege sagte mir, daß diese 2 Mittel miteinander unverträglich wären, doch habe ich diesen Rat bei LUTZE gelesen und kann bestätigen, daß dieses Vorgehen sich bewährt hat, wenn jedes der beiden Mittel durch genaue Symptome angezeigt ist. Man muß jedoch unbedingt *Mercur* absetzen, sobald man die 1. Dosis von *Hepar sulf.* gegeben hat.

V. Heilmittel bei gastrischen Beschwerden

1. Nux vomica

Typologie: der typische Nux-vom.-Patient ist der überlastete, nervöse, cholerische, reizbare, hypersensible Geschäftsmensch. Er führt eine sitzende Lebensweise, liebt das gute Leben, Kaffee und Alkohol, die er im Übermaß konsumiert, da er das Bedürfnis hat, sich aufzuputschen, um sich wohler zu fühlen. Er leidet im allgemeinen an Magenstörungen und Hämorrhoiden. Der Mensch unserer turbulenten Epoche.

Physiologie: Der Nux-vomica-Patient leidet:

a) an einer allgemeinen Hyperästhesie, besonders was die Schmerzen anbelangt;

b) an einer Neigung zu Spasmen, hauptsächlich der Eingeweide (erfolgloser Stuhldrang);

c) an einer allgemeinen Reflexübererregbarkeit. Seine Reaktionsschwelle ist sehr niedrig, er reagiert auf alle äußeren Einflüsse (psychische, klimatische und alimentäre Einflüsse) auf übermäßige Weise;

d) an einer Reizung der Schleimhäute mit sich wiederholenden Katarrhen (Nase, Rachen, Magen, Eingeweide);

e) an einer Stauung des Pfortadersystems, begleitet von Hämorrhoiden;

f) die Wirkung von *Nux vom.* erstreckt sich besonders auf das Nervensystem, ferner auf das gastrische, hepatische und intestinale System.

Charakter: reizbar, nervös, geistig überarbeitet, erschöpft (business man), cholerisch, unduldsam bei der geringsten Behinderung seiner Absichten. Abwechselnd treten auch Angstzustände, Todesfurcht, Furcht vor Armut und Erschöpfung auf. Der Patient ist sehr übelnehmerisch.

Physis: Ein hypersensibler und fröstelnder Mensch, sein Gesicht ist blaß oder gelblich, er hat leicht Blutwallungen, ist mager oder leidet an einer Pseudo-Plethora. Die Frauen haben reichliche und dunkelrote Regeln, die zu häufig auftreten und zu lange dauern.

Verschlimmerung: morgens, nach den Mahlzeiten (Schläfrigkeit, gastrische Störungen), durch Kälte (wenn diese Modalität fehlt, ist es kaum ein Nux-vom.-Fall, sondern eher ein Lachesis- oder Selenium-Fall), hauptsächlich durch trockene Kälte, durch Geräusche, durch Kaffee und Alkohol, bei geistigen Anstrengungen und bei Ärger.

Besserung: abends, warme Getränke, feuchtes Wetter, Ruhe, Urlaub, im Liegen, bei ununterbrochenem Schlaf.

Der Nux-vom.-Zustand kann verursacht oder begünstigt werden durch Arzneimißbrauch, Narkotica, Kaffee, üppiges Leben, Stimulantien, sitzende Lebensweise und durch geistige Überanstrengung.

Empfindungen: blitzartige Schmerzen, Zerschlagenheitsgefühl, Quetschungsgefühl, Krämpfe.

Verlangen nach aufreizenden Nahrungsmitteln, Alkohol, Kaffee, Likör, Gewürzen, fetten Speisen.

Abneigung gegen Brot, häufig auch Fleisch.

Seitenbeziehung: rechts.

Krankheiten, die unter *Nux. vom.* fallen:

1. Gastrische Störungen bei dem oben beschriebenen Typ, begleitet von Aufgetriebensein, belegter Zunge, Aufstoßen, Sodbrennen, Übelkeit, sogar Erbrechen, das 1 oder 2 Stunden nach dem Essen auftritt und zwar umso stärker, je reichlicher die Mahlzeit war.
2. Hepatische Störungen, die mit den gleichen Modalitäten einhergehen.
3. Spastische Obstipation mit erfolglosem Stuhldrang.
4. Hämorrhoiden und Störungen nach Beseitigung der Hämorrhoiden.
5. Schnupfen mit verstopfter Nase während der Nacht und Ausfluß vom Morgen an, verschlimmert am Morgen, nach den Mahlzeiten und im warmen Zimmer.
6. Lumbago, Zerschlagenheitsgefühl im Rücken und in der Nierengegend, verschlimmert nachts im Bett. Der Kranke kann sich im Bett nicht umdrehen ohne sich aufzusetzen.
7. Schlaflosigkeit: verursacht durch Gedankenzudrang, charakterisiert durch Erwachen zwischen 3 und 5 Uhr; dann schläft der Kranke wieder ein; er ist beim Erwachen müder als am vorhergehenden Abend beim Schlafengehen.

8. Träume: von Ärger, von Streitigkeiten (der Kranke diktiert Protestbriefe an seine Gegner, an die Behörden usw.), von Verstümmelung.
9. Schläfrigkeit: hauptsächlich nach den Mahlzeiten und am Abend während der Teilnahme an Konferenzen oder im Theater.

Es ist offensichtlich, daß *Nux vomica* nur wirksam ist, wenn diese Störungen bei einem Patienten auftreten, der die Charakteristika dieses Mittels aufweist; vor allem muß er cholerisch, nervös und leicht ermüdbar sein; Verschlimmerung durch geistige Arbeit und Empfindlichkeit gegen trockene Kälte; Besserung durch ein Leben in freier Luft, auf dem Lande sowie durch Ruhe. Wenn eines dieser Charakteristika fehlt, ist *Nux vom.* weniger angezeigt und hat meist nur beschränkten Wert.

2. *Pulsatilla nigricans*

Angeblich kommt dieses Mittel hauptsächlich für das weibliche Geschlecht in Frage. Der Pulsatilla-Typ ist hingebend und herzlich ergeben, gefühlsbetont, äußerst empfindsam und empfindlich sowie schüchtern. *Pulsatilla* hat sofort Tränen im Auge, wenn man eine etwas brüske oder auch nur mißliebige Bemerkung macht. Aber die Kranke lächelt auch gleich wieder, sobald man nett mit ihr ist und sie tröstet. Die Pulsatilla-Kranke kann lachen und weinen um ein Nichts; sie hängt sehr von ihrer Umgebung ab. Sympathie versetzt sie in den 7. Himmel; Antipathie, Tadel und Schroffheit drücken sie ungewöhnlich stark nieder und zwar immer auf sentimentale Art. Ein moralischer Zusammenbruch kann aus geringfügigen Gründen erfolgen. Die Stimmung der Pulsatilla-Patientin ist also abwechselnd je nach dem Verhalten ihrer Umgebung. Es gibt jedoch auch Männer, die ebenfalls sehr sensibel, weich und schnell entwaffnet sind, sobald man mit ihnen freundlich ist. Für solche Männer ist *Pulsatilla* ebenfalls indiziert. Wir dürfen nicht vergessen, daß viele Menschen einen ambivalenten Charakter haben; sie erscheinen äußerlich energisch und eigenwillig; aber hinter dieser scheinbaren Männlichkeit versteckt sich ein weiches und sensibles Gemüt. Diese Männer unterstehen teilweise *Pulsatilla;* das Mittel paßt für sie zu bestimmten Zeiten oder bei gewissen Störungen.

Eine andere Seite von *Pulsatilla* zeigt sich in der häufig sehr ausgeprägten Befangenheit gegenüber dem anderen Geschlecht; die Pulsatilla-Patientin ist dann sehr verlegen, wenn sie Männer trifft; sie ist schamhaft bis zum Übermaß und kleinmütig. Solche Frauen sind zärtlich und anhänglich, aber nicht immer bequem wegen ihrer Sensibilität und ihrer sprunghaften Launen.

Bei den Pulsatilla-Typen, deren Gleichgewicht stark gestört ist, kann der psychische Zustand ernsthaft leiden. Sie werden mißtrauisch, eifersüchtig, kapriziös, voller Einbildungen, zu sehr beeinflußbar, unentschlossen und neigen zu Depressionen. Die Verschlimmerungen müssen jedoch immer durch seelische Beeinflussung seitens der Umgebung hervorgerufen sein; sind also nicht endogen, sondern das Resultat einer übersteigerten Empfindlichkeit bei einer Patientin, die unverstanden blieb oder brüskem Verhalten ausgesetzt war. Bei Pulsatilla ist der ganze psychische Zustand ein Reflex der Umgebung.

Die Pulsatilla-Patientin hat schwache Menses, die nur tagsüber fließen und häufig unregelmäßig oder verzögert sind. Manchmal führen diese Störungen bis zu einer vollständigen Amenorrhoe.

Die Pulsatilla-Kranke hat ein großes Bedürfnis nach frischer Luft. Sie liebt kein warmes und geschlossenes Zimmer, sondern öffnet gern das Fenster und hat Freude am Spazierengehen.

Das ist bedingt durch die schlechte Blutzirkulation der Pulsatilla-Patientin, deren Beine kalt, schwer und bläulich sind. Andere Körperteile, z. B. Gesicht und Hände, weisen dieselben Merkmale auf, besonders die bläuliche Farbe.

Die Pulsatilla-Patientin bevorzugt frische Nahrungsmittel, saftige Früchte, Eis, Limonaden; sie hat eine Abneigung gegen warme Speisen, Fett, Schweinefleisch, Milch und Butter. *Pulsatilla* ist daher das Mittel bei allen denjenigen, die an Verdauungsschwierigkeiten leiden, nachdem sie solche Nahrungsmittel zu sich genommen haben, unter der Bedingung, daß der Pulsatilla-Charakter und einige andere Zeichen des Mittels vorhanden sind.

Empfindungen: Die Pulsatilla-Kranke hat Kältegefühle, hauptsächlich im Rücken: absteigende Kältewellen, manchmal sogar ein Gefühl, als ob man Wasser den Rücken hinuntertröpfele. Die Schmerzen wandern, die Gelenkschmerzen springen unversehens von einem Gelenk zum anderen; das entspricht dem wechselnden Pulsatilla-Charakter. Man findet auch pulsierende Schmerzen und klopfende Kopfschmerzen. Die Schmerzen treten meist plötzlich auf und verschwinden langsam.

Sekretionen: Sie sind typisch, dick, reichlich, gelb, rahmig und nicht reizend, z. B. beim Schnupfen und beim Weißfluß.

Lokalisation: Pulsatilla-Störungen lokalisieren sich hauptsächlich in den oberen Atmungsorganen (Nase), im Magen und den Eingeweiden, in der Leber, den Gelenken, im Kopf und in den Genitalorganen. Sie wechseln den Ort und springen von einem Organ zum anderen über. Die Einseitigkeit ist typisch. Kopfschmerzen und Schweiße befallen häufig nur eine Seite des Körpers.

Ursachen, die zur Entwicklung der Pulsatilla-Störungen beitragen, sind: Masern, Unterdrückung der Regel,

Laktation und nasse Füße. Immer, wenn eine derartige Ursache Störungen hervorgerufen hat, muß man an *Pulsatilla* denken, bes. wenn auch andere Symptome dafür sprechen.

Durst: Die Pulsatilla-Kranke hat keinen Durst; das ist typisch. Sie kann jedoch nach dem Mittagessen gegen 14 Uhr Durst haben.

Schlaf: Die Kranke schläft mit über den Kopf gelegten Armen (um es weniger warm zu haben).

Pulsatilla fröstelt, aber sie liebt die Wärme nicht, weil sie ihr lästig ist.

Verschlimmerung: Wärme, geschlossene Räume, Regen, am Abend, in der Pubertät, während der Schwangerschaft, vor und während den Menses, bei völliger Ruhe, durch Fette, besonders Schweinefleisch.

Besserung durch frische Luft, durch Aufdecken, kühle Speisen, leichte Bewegung, Sympathie, Getröstetwerden, nachdem sie sich durch Weinen Erleichterung verschafft hat.

Krankheiten, bei denen *Pulsatilla* in Betracht kommt:

1. Schnupfen mit reichlichem, gelblichem und dickem Ausfluß, verschlimmert im warmen Zimmer und gebessert durch frische Luft. Alte Schnupfen mit diesen Merkmalen.
2. Magenstörungen hervorgerufen durch Schweinefleisch, Fett, Eis, fettes Gebäck, gemischte Menüs; begleitet von einem bitteren Geschmack am Morgen, ohne Durst, mit saurem und ranzigem Aufstoßen, verschlimmert 2 Stunden nach den Mahlzeiten, oft begleitet von einem Gefühl, als ob Steine im Magen wären.
3. Durchfall nach dem Genuß von Früchten, Eis, Schweinefleisch, während der Regeln; von wechselndem Aussehen.
4. Verstopfung, wenn die anderen Pulsatilla-Symptome vorhanden sind.

5. Pubertäts-Störungen: Amenorrhoe, zu schwache Regel, Weißfluß.
6. Cystitis mit häufigem Urindrang; leichtes Brennen beim Wasserlassen; Incontinentia urinae (nicht bei akuter Cystitis, die häufig *Cantharis* erfordert).
7. Kreislaufstörungen: Schwere und Schmerzen in den Beinen, Krampfadern, bläuliche Beine (bei Personen, die im Stehen arbeiten).
8. Masern: *Pulsatilla* ist fast ein Specificum gegen Masern.

3. *Antimonium crudum*

Psychische Symptome: Der Antimon.-crud.-Patient ist sehr häufig ein übelgelauntes und mürrisches Kind, das gern widerspricht, empfindlich, verstockt und unliebenswürdig ist. Es verträgt nicht, daß man es anfaßt, und weint bei der geringsten Berührung; oft weigert es sich zu sprechen, ist leicht erregbar, heult gleich los, ist dazu aber sentimental. Der Antimon.-crud.-Typ ist das unordentliche Kind, nachlässig im Hinblick auf Körperpflege und Kleidung (schmutzig); andererseits ist es sentimental und weinerlich; es geht gern im Mondschein spazieren. Der Mond erweckt in ihm entweder eine triviale Sentimentalität, besonders eine Neigung, Verse zu rezitieren, oder eine überspannte Liebe. In ernsteren Fällen, hauptsächlich bei Erwachsenen, neigt der Kranke zu Lebensüberdruß, er hat sogar Selbstmordabsichten (sich zu ertränken oder sich durch eine Schußwaffe zu töten). Häufig verliert sich die erwähnte Unordentlichkeit unter dem Einfluß der Lebensanforderungen. Jedoch wird *Antimon. crud.* bei jedem Kranken, der im Verlauf seiner Jugend diese Neigung gezeigt hat, in gewissem Maße das konstitutionelle Mittel sein. Es sollte dann ein- oder zweimal in hohen Potenzen gegeben werden, denn es saniert dann das Terrain.

Neigungen: Gefräßigkeit, Anlage zu Fettleibigkeit, hauptsächlich bei Kindern; Schwitzen bei Anstrengung; Verdauungsstörungen, die häufig mit rheumatischen Störungen abwechseln; hornartige Warzen, Hautausschläge (Impetigo), hauptsächlich im Gesicht.

Konstitution: Dick, schmutzig, unordentlich; Fissuren an den Mundwinkeln, in den Ecken der Augen, an den Wangen; Hornbildungen an den Füßen (schmerzhaft), Hautausschläge um den Mund herum, bes. Impetigo.

Andere Charakteristika: Am wichtigsten ist die milchig-weiße Zunge; der Belag ist dick. Verdauungsstörungen, die mit rheumatischen Störungen abwechseln. Hat sehr schlechte Laune, wenn er krank ist. Er verträgt nicht, daß man ihn berührt. Hautausschläge hinter den Ohren. Verträgt nicht Brot, Säuren, Essig, sauren Weißwein, Schweinefleisch und Fette. Völlegefühl im Magen. Aufgetriebener Bauch und Windabgang. Aufstoßen mit dem Geschmack der Speisen. Erbrechen. Verstopfung oder Diarrhoe. Schleimige, nässende Hämorrhoiden. Heiserkeit nach Erhitzung. Schmerzhafte Hornhaut an der Unterseite der Füße. Verunstaltung und ungenügendes Wachstum der Nägel. Hornartige Warzen, hauptsächlich an den Händen.

Verschlimmerung durch kalte Bäder, nassen Kopf, kaltes und feuchtes Wetter; aber gleichfalls auch durch Sonne, überhitzte Öfen, Wärme, die durch Bewegung hervorgerufen wurde (er entkleidet sich dann und möchte Kühle haben); durch Saures, durch Wein, durch Überessen.

Besserung durch mäßige Kälteanwendungen (Kompressen), durch lauwarme Bäder.

Ursachen: Die Symptome von *Antimon. crud.* werden durch enttäuschte Liebe, Wein, und saure Nahrungsmittel entwickelt und begünstigt.

Verlangen nach Saurem und Essiggürkchen, die jedoch verschlimmern.

Lokalisation: Linke Seite unten, rechte Seite oben; bei Rezidiven häufig umgekehrt.

Krankheiten, die *Antimon. crud.* indizieren:

Verdauungsstörungen, Magenkatarrh, Erbrechen, Verstopfung, Diarrhoe, nässende Hämorrhoiden, Gicht und Rheumatismus, Impetigo, hornartige Warzen, übermäßiges Schwitzen bei Tage, schleimige Katarrhe der Brust, Heiserkeit.

4. *Acidum sulfuricum*

Acidum sulf. ist ein Mittel bei Magenbrennen und chronischer Gastritis, hauptsächlich wenn das Brennen nach dem Genuß alkoholischer Getränke und bei Personen auftritt, die zu Hitzewallungen neigen. Diese Kranken sind häufig sehr hastig; sie erledigen alles auf überstürzte Art und Weise. Ein anderes Charakteristikum ist das Gefühl innerlichen Zitterns, hauptsächlich im Bett, ohne daß man das Zittern äußerlich bemerkt. Bevorzugte Seite: rechts. Die Patienten leiden häufig an Aphthen oder Ausschlägen in der Mundhöhle; ihre Schleimhäute entzünden sich schnell und bluten leicht. Dasselbe gilt auch hinsichtlich der Haut, die gern Ekchymosen aufweist. Blonde Personen reagieren im allgemeinen besser als schwarzhaarige. Auf alle Fälle ist *Acidum sulf.* oft das Hauptmittel für Magenbrennen.

5. *Abies nigra*

Dieses Mittel ist häufig angezeigt bei Dyspepsie, die nach den Mahlzeiten, ganz besonders nach Tee- und Tabakmißbrauch auftritt. Wenn genaue Indikationen fehlen, ist es häufig gut, mit diesem Mittel zu beginnen, das im allgemeinen den Zustand des Kranken bessert. Oft Gefühl, als ob ein Ei den Mageneingang verstopfe.

6. Bryonia alba

Dieses Mittel ist ebenfalls häufig bei Magenstörungen angezeigt. Die Charakteristika sind: Druck wie von einem Stein im Magen, stichelnde, prickelnde Schmerzen, eventuell Stiche und stechende Sensationen im Magen und in der Leber. Die Störungen werden stets verschlimmert durch Bewegung, durch Gehen, wenn man fehltritt, ferner durch vegetabilische Nahrung, besonders durch Bohnen, Erbsen und Sauerkraut. Der Charakter des Kranken ist reizbar und cholerisch. Dieses Mittel wird im Abschnitt über Rheumatismus näher behandelt.

VI. Einige Mittel gegen Eisenbahn- und Seekrankheit

Es gibt Menschen, die gegen die schwankenden Bewegungen im Auto, im Zug, auf Schiffen, im Flugzeug usw. sehr empfindlich sind. Die Homöopathie verfügt über zahlreiche Mittel, die hierbei nicht nur eine beachtenswerte Wirkung haben, sondern bei richtiger Anwendung diese Überempfindlichkeit völlig beseitigen. Um eine prophylaktische Wirkung zu erzielen, gibt man das Mittel am Vorabend der Reise; man kann es auch während der Reise weiter verabreichen. In diesem Falle sind die niedrigen Potenzen vorzuziehen (6. oder 12.). Um diese Disposition zu heilen, muß man jedoch zu hohen Potenzen (C 200 oder M) greifen und gibt dann das Mittel in Pausen von 5 oder 6 Wochen und zwar in steigenden Potenzen. In letzterem Falle muß jedoch das Mittel wirklich gut ausgewählt sein.

1. Cocculus indicus

Dies ist das Mittel, das am meisten angezeigt ist, wenn man keine charakteristischen Symptome entdecken kann.

Das Medikament ist außerdem ganz besonders angezeigt bei Personen, die sich sehr abgeschlagen fühlen, wenn sie wenig geschlafen haben, und bei Frauen mit zu starken und zu häufigen Regeln.

2. *Tabacum*

Tabacum ist auch häufig angezeigt, hauptsächlich bei blassen Personen, die zu Darmkoliken, zu Übelkeit oder zu Diarrhoe neigen, die schon durch die geringste Störung ausgelöst wird. Man kann sehr gut beide Mittel auch abwechselnd geben.

3. *Petroleum*

Petroleum ist ein großes Antipsoricum, daher sind die Indikationen auch komplizierter. Es paßt besser für die Seekrankheit, aber bei Personen, die unter dieses Mittel fallen, gleicherweise für die Eisenbahnkrankheit. Typisch für *Petroleum* ist die Verschlimmerung im Winter, die Neigung zu Frostbeulen und zu Hautausschlägen, hauptsächlich hinter den Ohren, und die Neigung zu herpetiformen Hautausschlägen. Die Haut ist trocken, rauh und zeigt Risse, vor allem an den Händen und an den Fingern. Psychisch ist der Petroleum-Patient streitsüchtig, reizbar, sein Gedächtnis ist schwach, seine Gedanken sind konfus, er verirrt sich in den Straßen, ist unentschlossen, ängstlich und depressiv.

VII. Heilmittel bei rheumatischen Affektionen

1. *Aconit*

Dieses Mittel ist häufig sehr wirksam in den Fällen von akutem Rheumatismus, der auftritt, nachdem man sich kalter Luft ausgesetzt hat, oder der von irgendeiner Erkältung herrührt. Die Plötzlichkeit des Auftretens und die anderen Symptome von *Aconit* leiten den Arzt in seiner Wahl. Man muß jedoch hinzufügen, daß *Aconit* auch große Dienste leisten kann bei chronischem Rheumatismus, vorausgesetzt natürlich, daß die Krankheit akut und nach einer Erkältung begonnen hat. Es wurde schon über mehrere Fälle berichtet, wo *Aconit* sogar Rheumatismus geheilt hat, der schon Jahre gedauert hatte und chronisch geworden war, natürlich nur, wenn diese Modalitäten und Ursachen im Anfang vorhanden gewesen waren.

2. Antimonium crudum

Das Mittel ist bei einer großen Zahl rheumatischer Erkrankungen angezeigt, hauptsächlich wenn die Gelenk- oder Muskelschmerzen mit gastrischen Störungen abwechseln oder wenn nach einer Periode gastrischer Störungen eine Periode rheumatischer Schmerzen auftritt. Natürlich müssen auch bestimmte typische Zeichen von *Antimon. crud.* vorhanden sein, hauptsächlich die Verschlimmerung durch Sonne, durch übermäßige Erhitzung und durch Schwitzen nach Bewegung, die Neigung, Kühlung zu suchen und sich bei der kleinsten Anstrengung auszuziehen, außerdem einige typische Charakterzüge von *Antimon. crud.* Diese Charakterzüge sind von Wichtigkeit, auch wenn sie nur im Laufe der Kindheit auftraten, um später einem geselligeren Wesen Platz zu machen.

3. Bryonia alba

Bryonia ist ein Hauptmittel bei rheumatischen Erkrankungen, vor allem in der akuten und subakuten Phase. Das Leitsymptom ist: Verschlimmerung durch die geringste Bewegung. Der Kranke ist ängstlich bemüht, jegliche Bewegung zu vermeiden; er liegt unbeweglich im Bett. Dieses Symptom ist natürlich ohne Wert, wenn es durch eine mechanische Ursache z. B. Ankylosen hervorgerufen wurde; man muß sich immer die Allgemeinregel vor Augen halten, daß die pathognomonischen und mechanischen Symptome keinen Wert haben.

Ein zweites, nicht minder wichtiges Symptom sind die stechenden Schmerzen, die Pleura- oder Magen-„Stiche", oder solche, die ihren Sitz in der Herzgegend oder anderswo haben und die sich durch die geringste Bewegung verschlimmern.

Bryonia beeinflußt die Verdauungsschleimhäute, die serösen Häute, das Bindegewebe (Synovia, Bänder, Gelenke) und die Muskeln. Sie ruft Entzündungen mit Exsudation an den erwähnten Stellen hervor.

Der Bryonia-**Charakter** ist jähzornig, berechnend, cholerisch, intolerant gegen Widerspruch, verletzend, er drückt sich grob aus, außerdem ist er übelnehmerisch. Wenn das Temperament von *Bryonia* sehr ausgeprägt ist, haben wir einen zornmütigen Geizhals, der ohne Unterlaß von seinen Geschäften spricht. Man muß natürlich unterscheiden zwischen dem Patienten, der vorübergehend einen Bryonia-Zustand durchmacht, und dem konstitutionellen Bryonia-Kranken. Bei dem ersteren sind mehr nur die funktionellen Symptome vorhanden, der Bryonia-Charakter ist noch nicht ganz entwickelt, obgleich eine gewisse Neigung zum Jähzorn vorhanden sein kann; bei dem letzteren aber ist der oben beschriebene psychische Zustand voll entwickelt. In diesem Fall kann *Bryonia* ein konstitutionelles Mittel werden, das man dann in steigenden Potenzen während eines längeren Zeitabschnitts geben muß (3—6 Monate). Der Bryonia-Patient hat auch Ängste: Angst vor der Zukunft, Angst vor der Armut, Angst vor dem Tode. Er ist ein großer Esser, hauptsächlich von Fleisch.

Ferner hat er auch oft Sinnestäuschungen: er glaubt, er sei nicht zu Hause und möchte dauernd nach Hause zurückkehren. Dieser Zustand tritt im allgemeinen nur während hoher Fieberzustände auf.

Die Bryonia-Entzündungen charakterisieren sich in gewissen Fällen durch die Trockenheit der Schleimhäute; in anderen Fällen durch Ausschwitzungen, besonders an den Gelenken, am Brust- und Bauchfell. In der Mundhöhle ist die Entzündung beinahe immer trocken; gerade diese Trokkenheit ist ein wichtiges Symptom. Wenn Sekretion der Schleimhäute vorhanden ist, ist dieselbe spärlich, zäh und festhaftend.

Die **Empfindungen** sind sehr charakteristisch: stechende Schmerzen aller Art.

Die bevorzugte Seite ist die rechte.

Verschlimmerung: Der Zustand des Bryonia-Patienten verschlimmert sich durch die geringste Bewegung (je mehr sich der Patient bewegt, desto schlechter fühlt er sich); durch atmosphärische Wärme, nachdem man sich erhitzt hat; durch trockene Kälte, kalte Ostwinde, Ärger und Verdrießlichkeiten, gegen 15 und 19 Uhr.

Besserung: durch Ruhe, Bewegungslosigkeit, durch lokalen Druck (mit Ausnahme der Gelenke), durch Liegen auf der kranken oder schmerzhaften Stelle, die dadurch ruhiggestellt wird, durch kühles Wetter und kühles Zimmer, Schwitzen.

Ursachen: Bryonia-Zustände können sich entwickeln nach Ärger, durch Unterdrückung von Schweiß und Ausflüssen (Lochien, Menses, Hautausschläge).

Verlangen nach Fleisch, Wein, Kaffee, konzentrierten Nahrungsmitteln.

Durst: sehr ausgeprägt in akuten Zuständen; Begierde nach kalten Getränken in großen Mengen, aber in längeren Zeitabständen.

Zustände und Krankheiten, die *Bryonia* erfordern, wenn die übrigen Symptome übereinstimmen:

1. Akuter und subakuter Gelenk- und Muskelrheumatismus.
2. Akute Lumbago.
3. Pressende Kopfschmerzen, hauptsächlich in der Stirn mit Schmerzen in den Augäpfeln.
4. Grippe, typhoides Fieber mit Prostration und Apathie.
5. Gastritis mit einem Gefühl wie von einem Stein auf dem Magen, verschlimmert durch den Genuß von Kohl, Sauerkraut, Bohnen und Erbsen.
6. Verstopfung mit hartem, wie verbranntem Kot.
7. Kongestion der Leber.
8. Peritonitis, evtl. zu versuchen im ersten Stadium von Appendicitis, wenn die Symptome typisch sind.
9. Pleuritis, Pneumonie; pleuritische Stiche, wenn Einatmen und die geringste Bewegung weh tun und der Kranke sich unbeweglich still hält.
10. Husten, Tracheitis mit pleuritischen Stichen.
11. Pericarditis.
12. Milchfieber, Mammaabsceß.

Bei rheumatischem Fieber, Pericarditis und Pleuritis verhindert *Bryonia* im allgemeinen Komplikationen, wenn es von Anfang an gegeben wurde; es muß natürlich immer die Übereinstimmung der charakteristischen Symptome vorhanden sein.

4. *Rhus toxicodendron*

Rhus tox. wird als das Gegenstück von *Bryonia* angesehen, d. h. ebenfalls als eine Art Specificum gegen rheumatische Affektionen, aber mit andern Modalitäten. Der Hauptunterschied zwischen den beiden Mitteln besteht darin, daß sich der Zustand des Bryonia-Patienten bei der kleinsten Bewegung verschlimmert, während sich bei Rhus-tox.-Patienten der Zustand durch Unbeweglichkeit verschlimmert, sich aber durch Bewegung bessert. Man muß jedoch genau präzisieren, daß die Bewegungen dem Rhus-tox.-Kranken bei Beginn der Bewegung auch weh tun können, aber je mehr er sich bewegt, desto mehr „entrostet“ er sich. Fortgesetzte Bewegung bessert infolgedessen diesen Kranken. Der Rhus-tox.-Kranke kann daher nicht ruhig bleiben; er dreht und wendet sich in seinem Bett, um sich Erleichterung für seine Gelenke zu schaffen. Trotz dieser entgegengesetzten Modalitäten sind *Bryonia* und *Rhus tox.* nicht unverträglich; sie ergänzen sich vielmehr häufig mit Erfolg. Der Bryonia-Patient kann im fortgeschritteneren Stadium seines Rheumatismus *Rhus tox.* erfordern, wenn die charakteristische Modalität sich ändert.

Die Angriffspunkte von *Rhus tox.* sitzen ebenfalls vor allem im Bindegewebe, in den Aponeurosen und den Muskeln; auch seine Wirkung auf die Haut ist sehr ausgeprägt; dort entstehen bläschenförmige heftige Erytheme und Ekzeme. Eine andere spezielle Wirkung erstreckt sich auf die Halslymphknoten, die Zeichen einer akuten Entzündung aufweisen. Die Wirkung von *Rhus* auf das Nervensystem ist auch sehr ausgeprägt; es bewirkt Unruhe und im vorgerückten Stadium völlige Erschöpfung.

Empfindungen: Zerrung, Quetschung, Verrenkung, Steifheit, hauptsächlich des Bewegungsapparates. Brenngefühl auf der Haut.

Psyche: Ängstlichkeit und Unruhe, hauptsächlich gegen Abend, Angst vor der Nacht; Erschöpfung in den akuten Zuständen.

Verschlimmerung: Durch feuchte Kälte, Berührung mit Nässe und Regen, durch Abkühlung während man warm wird oder während man schwitzt; ferner durch kalte Getränke, in der Nacht; durch Unbeweglichkeit und zu Anfang von Bewegungen.

Besserung: Durch Wärme, warme Bäder, warme Getränke, Lageveränderung, durch fortwährendes Bewegen, Einreibungen und Schweiß.

Ursachen: Nach Schwitzen, durch übertriebene und zu lang dauernde Anstrengungen, nach einer Erkältung während des Schwitzens.

Zustände und Krankheiten die *Rhus tox.* verlangen können:

1. Rheumatische Schmerzen, lokalisiert hauptsächlich in den Muskeln, Aponeurosen, Bändern und den periartikulären Geweben, wenn die Modalitäten entsprechen. Distorsionen und Luxationen, aber nicht Kontusionen *(Arnica)*.
2. Akute Ekzeme und Herpes.
3. Folgen von übermäßigen und länger dauernden Anstrengungen (überbeanspruchtes Herz bei Sportlern, Zerschlagenheit, Muskelkater, traumatische Affektionen und partielle Muskelrisse).
4. Neuralgien.
5. Schwere infektiöse Zustände mit Unruhe und Erschöpfung; septische Zustände, Grippe, Entzündungen der Hals- und Submaxillardrüsen.
6. Akute Diarrhoe, Enterocolitis.
7. Heiserkeit, die sich beim Sprechen nach einer gewissen Zeit bessert.

5. *Apis*

Apis ist ebenfalls ein Mittel, das häufig bei Rheumatismus angewandt wird, hauptsächlich wenn ein entzündliches Ödem der schmerzhaften Gewebe vorhanden ist. Apis-Patienten werden durch Wärme verschlimmert, durch frische Luft aber gebessert, ebenso durch örtliche kalte Anwendungen. Die Empfindungen bei *Apis* sind: heftige Schmerzen, Stechen, juckendes Brennen, Zerschlagenheits- und Steifheitsgefühl in den Geweben. Der Kranke verspürt Beklemmung, hauptsächlich im geheizten Zimmer; außerdem ist er häufig sehr ungeschickt, er läßt die Gegenstände aus den Händen fallen. *Apis* ist sehr häufig angezeigt bei Arthritis in den Fingern, hauptsächlich bei Frauen, die an Regelstörungen leiden oder nahe der Menopause sind.

6. *Acidum benzoicum*

Dieses Mittel ist auch häufig am Platze bei rheumatischen Erkrankungen, hauptsächlich solchen der Fingergelenke, aber auch an anderen Stellen. Der Acidum-benz.-Kranke hat als typisches Symptom einen dunklen Urin, der sehr stark, manchmal wie Pferdeurin riecht. Der Kranke verschlimmert sich bei Temperaturwechsel, durch kalte Luft, durch Bewegung und wird durch Wärme gebessert.

VIII. Repertorium

Wenn man einem Kranken ärztliche Hilfe angedeihen lassen will, benütze man das Repertorium auf folgende Art und Weise:

1. Zuerst schreibe man die wichtigsten Symptome auf, d. h. diejenigen, die den krankhaften Zustand gut charakterisieren und genau den Unterschied zwischen dem gewöhnlichen normalen Zustand des Kranken und seinem augenblicklichen anomalen oder pathologischen Zustand aufzeigen. Man muß die krankhaften Symptome genau beachten, d. h. alle Abnormitäten, die wir in psychischer, sensorischer, funktioneller und organi-

scher Beziehung feststellen können, ebenso die Modalitäten.

2. Danach suche man Schritt für Schritt die Mittel auf, die sich in der Rubrik der erforschten Symptome finden, und ziehe vor allem diejenigen Mittel in Betracht, welche die ungewöhnlichsten, sonderbarsten und seltensten Symptome decken.
3. Wenn man glaubt, das am meisten ähnliche, also am meisten homöopathische Mittel gefunden zu haben, vergleiche man das Symptomenbild des Kranken mit den Symptomen der Arzneimittel, indem man das Krankheitsbild des in Frage stehenden Mittels nachschlägt, sei es in einer der gebräuchlichen Arzneimittellehren, sei es in den vorhergehenden Kapiteln. Man lese nach, was über die Mittel gesagt ist.
4. Die Mittel, die das betr. Symptom in hohem oder sehr hohem Grade aufweisen, sind S. 68—98 *kursiv gesperrt* gedruckt. Die Wirksamkeit eines Mittels ist umso durchschlagender, je mehr Symptome von hohem Wert sich decken. Wenn ein Mittel ein eigenartiges, sonderbares und im höchsten Grade seltenes Symptom besitzt, so kann dieses einzige Symptom, beim Kranken gefunden, genügen, um dieses Mittel anzuzeigen. Es wird sich dann sehr oft von ganz überraschender Wirksamkeit erweisen, selbst wenn andere gewöhnliche Symptome fehlen. Man tut jedoch gut nachzuschlagen, ob das fragliche Mittel keine entgegengesetzten Modalitäten aufweist, denn in diesem Falle wäre seine Wirkung wenig sicher. Die Zahl der ähnlichen Symptome ist dagegen nicht wichtig, ein einziges charakteristisches, seltenes oder merkwürdiges Symptom und zu gleicher Zeit eine einzige typische Modalität des Mittels haben einen größeren Wert als 20 banale

Symptome. Im ersteren Falle ist die Wirkung des Mittels, das so ausgewählt wurde, beinahe sicher, im 2. Falle dagegen ist sie zweifelhaft. Um den Wert der Symptome kennenzulernen, vergleiche man das Kapitel über „Die Beobachtung des Kranken" im „ABC der Gesundheit" von Dr. A. Voegeli, S. 12 (Ulm/Donau 1957. Karl F. Haug Verlag).

5. Die Modalitäten sind von größter Wichtigkeit. Wenn man ein Mittel verabreicht, das eine oder zwei Modalitäten hat, die denjenigen des Kranken entgegengesetzt sind, ist die Wirkung beinahe immer ungenügend, selbst wenn die anderen Symptome gut passen. Man vergleiche daher immer sorgfältig die Modalitäten des Kranken und des Mittels, das in Betracht kommt.

Grippe und andere fieberhafte Zustände ohne bestimmte Lokalisation

(Die untenstehende Symptomatologie ist ebenso für alle anderen fieberhaften Erkrankungen gültig).

Art des Fiebers: Sehr hoch: *Aconit, Belladonna, Ferr. phos., Chamomilla.*

Psychischer Zustand des Kranken:

a) Verängstigt: *Aconit, Arsenicum, Ferr. phos.*
b) glaubt zu sterben und sagt seinen gewissen Tod voraus, indem er die genaue Stunde angibt: *Aconit.*
c) aufgeregt, heftig, wilder Gesichtsausdruck: *Belladonna, Stramonium.*
d) erregt, erschöpft, reizbar: *Ferr. phos. Nux vomica.*
e) wird gewalttätig, wenn gereizt: *Chamomilla, Nux vom.;* wird sentimental, wenn gereizt: *Lycopodium.*
f) reaktionslos, schläfrig: *Gelsemium.*

Ursachen:

a) plötzlich nach Erkältung: *Aconit, Belladonna.*
b) einige Tage danach: *Gelsemium.*
c) nach einem Sonnenstich: *Belladonna.*
d) nach heftigem Schütteln im Wagen, Erschütterung durch eine Explosion, durch einen Erdstoß: *Belladonna, Arnica, Rhus tox.*
e) nach einem großen Schreck: *Opium.*
f) nach einem Aufenthalt in feuchter Kälte: *Dulcamara.*
g) nach einem heftigen Kummer, Zorn usw. *Chamomilla, Nux vomica.*
nach einem stillschweigend ertragenen Kummer: *Ignatia.*
h) nach Entrüstung: *Colocynthis, Staphisagria.*

Die vorstehend erwähnten Mittel müssen auch in Betracht gezogen werden, wenn die erwähnte Ursache nicht vorgelegen hat, aber der Kranke dennoch eine ausgeprägte Neigung in der angegebenen Richtung aufweist; z. B. bei einem Kranken, der zum Zorn neigt, kommen *Nux vom.* oder *Chamomilla* in Betracht, selbst wenn dieses ätiologische Moment vor Ausbruch der augenblicklichen Krankheit nicht vorgelegen hat.

eziehungen zwischen Fieber, Durst, Frösteln und chwitzen:

a) Hitze mit Durst: *Aconit, Belladonna, Bryonia.*
b) Hitze ohne Durst: *Belladonna, Ignatia, Gels., Calc. carb., Hepar sulf., Pulsatilla, Petroleum, Apis.*
c) Hitze mit trockener Haut: *Aconit.*
d) Hitze mit Schwitzen: *Belladonna, Chamomilla.* Wenn das Schwitzen den Zustand des Kranken nicht bessert: *Mercurius solubilis.*
e) zuerst trockene Hitze, dann Schweiß: *Aconit.*

Modalitäten des Fiebers:

a) Verschl.*) gegen Abend: *Aconit, Belladonna.*
b) Verschl. im Laufe des Nachmittags: *Gelsemium.*
c) Verschl. morgens von 9—11 Uhr: *Eupatorium.*
d) Verschl. während des Schlafes: *Aconit, Calad., Sambucus.*
e) Verschl. während der Nacht: *Aconit, Calc. carb., Hepar sulf., Pulsatilla, Gels., Ars., Belladonna.*

Charakteristika des Schweißes:

a) sauer: *Bryonia, Calc. carb., Chamomilla, Hep. sulf., Magn. carb., Mercur. solub., Sulfur.*
b) süßlich: *Calad., Thuja.*
c) übelriechend, stinkend: *Carbo anim., Hepar sulf., Lycopodium, Mercurius, Acid. nitr., Petrol., Thuja.*

Modalitäten des Schwitzens:

a) Bess.**) danach: *Aconit, Ars., Chamomilla, Rhus tox., Veratrum alb.*
b) bessert nicht: *Mercurius solub.*
c) schwächt den Kranken: *Carbo veget., China, Opium, Acid. phos., Sambucus.*

Symptome, die mit dem Fieber auftreten:

a) allgemeines Zerschlagenheitsgefühl, Knochenschmerzen, Muskelschmerzen: *Eupatorium.*
b) Verstopfung: *Bryonia, Nux vom., Opium.*
c) Delirium: *Belladonna* (heftig), *Hyoscyamus, Stramonium.*
d) Ekchymosen (blaue, subcutane Hämorrhagien): *Arnica, Arsenic., Carb. veget., Acid. mur.*

---

*) Verschl. = Verschlimmerung
**) Bess. = Besserung

e) Kopfschmerzen: *Bellad.*, *Bryonia*, *Gels.*, *Nux vom.*, *Rhus tox.*
f) Schlaflosigkeit: *Bellad.*, *Coffea*, *Opium*, *Rhus tox.*
g) multiple Abscesse: *Ars.*, *Hepar sulf.*, *Silicea.*
h) größte Ermattung, physische und nervöse Erschöpfung, (Adynamie): *Ars.*, *Bellad.*, *Bryonia*, *Hyoscyamus*, *Ignatia*, *Lachesis*, *Acid. mur.*, *Acid. phos.*, *Rhus tox.*, *Stramonium.*
i) Kollaps: *Camphora*, *Ars.*, *Carbo veget.*
k) Peritonitis: *Bellad.*, *Merc. corr.*, *Rhus tox.*
l) Bronchitis oder Bronchopneumonie: *Antimon. tart.*, *Ars.*, *Bellad.*, *Bryonia*, *Chelid.*, *Ipecacuanha*, *Lycop.*, *Phosphor*, *Rhus tox.*, *Sanguinaria*, *Sulf.*
m) tympanitisches Aufgetriebensein des Bauches: *Asa foetida*, *Ars.*, *Carbo veg.*, *China*, *Nux mosch.* *Acid. phos.*, *Terebinthina.*
n) reichlicher Urinfluß: *Gels.*, *Acid. mur.*, *Acid. phos.*
o) stark verminderter Urinfluß: *Apis*, *Ars.* und *Cantharis* (wenn das Urinieren schmerzhaft ist).
p) ausgesprochene Schläfrigkeit: *Gelsemium.*
q) Zahnschmerzen: *Chamomilla.*

Art des Fiebers:

a) sehr hoch, plötzlich aufgetreten: *Aconit*, *Chamomilla*, *Ferr. phos.*
b) mittleres Fieber, nach und nach aufgetreten: *Gelsemium*, *Ars.*
c) Hitze in successiven Schüben: *Ars.*, *Digit.*, *Kal. carb.*, *Phosphor*, *Sanguinaria*, *Sepia*, *Sulfur.*, *Acid. sulf.*
d) blasses Gesicht beim Aufsetzen im Bett: *Aconit.*
e) durch kleinste Anstrengung außer Atem: *Ferr. phos.*
f) Kopf feurig-heiß, aber Hände und Füße eiskalt: *Stramonium.*

g) Hitze mit Trockenheit, kein Schweiß: *Aconit, Alumina, Nux mosch.*
h) mit einer roten und einer weißen Backe: *Chamomilla.*
i) sich langsam entwickelnd, schlechter Zustand des Kranken, Schwindel: *Cocculus.*
k) mit Neigung, sich während der Hitze aufzudecken: *Ignatia, Nux vom., Sambucus.*
l) schlimmer nach Aufdecken: *Merc. sulf., Nux vom., Sambucus.*

Schnupfen (Rhinitis)

Modalitäten:

Verschl. im warmen Zimmer; besser in frischer Luft: *Allium cepa, Euphrasia, Nux vom.*

Verschl. gegen Abend: *Allium cepa, Euphrasia, Pulsatilla.*

Verschl. in kalter frischer Luft: *Calc. phos., Dulc., Merc., Ars.*

Sekretion:

a) dick: *Aurum, Hepar sulf., Kal. bichrom.* (fadenziehend), *Pulsatilla* (gelb, rahmig), *Sticta pulm.* (wenn der Katarrh in die Bronchien hinabsteigt).
b) wässerig, wechselnd mit Trockenheit der Nase: *Ars.* (beißend), *Lac. can.* (wechselt die Seite), *Lachesis, Nux vom.* (in der Nacht trocken, beginnt morgens dick zu fließen), *Sinapis.*
c) wässerig: *Aesculus, Ailanthus, Aralia racemosa, Arsenic.* (beißend) *Arum triphyllum, Allium cepa, Euphrasia, Kal. jod., Sabadilla, Sang. nitr.* (nachts trockene Nase und kongestionierte Nasenschleimhäute, verstopfte Nase).
d) beißend: *Allium cepa, Ars., Mercurius.*
e) eitrig: *Calc. carb., Kal. bichrom., Lycopodium, Natr. carb.*

Begleitsymptome des Schnupfens:

a) Tränenfluß: *Allium cepa* (nicht reizend), *Euphrasia* (reizend).
b) entzündete Nasenlöcher: *Mercurius, Arsenic., Allium cepa.*
c) Rotznase bei Kindern: *Ammon. carb., Chamomilla, Hepar sulf., Nux vom., Sambucus* (Säuglinge), *Sticta.*
d) Neigung nach den Bronchien hinabzusteigen: *Antimon. tart., Sticta.*
e) Husten: *Belladonna, Allium cepa, Sticta, Euphrasia, Drosera, Lycopodium, Nux vom., Sanguinaria.*
f) Kopfschmerzen: *Aconit, Belladonna, Bryonia, Allium cepa, Gelsemium, Kal. jod., Nux vom., Sanguinaria.*
g) Heiserkeit: *Ars., Caustic., Allium cepa, Hepar sulf., Phos., Tellur., Verbascum.*

Anginen, Halsschmerzen, Tonsillitis usw.

1. **Akute Entzündung:** *Aconit, Apis* (mit starkem Ödem), *Belladonna; Capsicum* (Brenngefühl, rauher Hals, hauptsächlich bei korpulenten Leuten mit roten Bäckchen und Personen, die an Heimweh leiden); *Hepar sulf.* (bei frösteligen, heftigen, händelsüchtigen Patienten, die zu Eiterungen oder Furunkeln neigen), *Kal. bichrom.* (mit zähem, fadenziehendem Schleim oder festhaftenden Krusten), *Mercurius* (nachts schlimmer, übelriechender Atem, der Kranke schwitzt ein wenig oder ist feucht, was aber nicht erleichtert), *Phytolacca* (die Gaumensegel sind besonders angegriffen, oft mit Schmerzen nach den Ohren).
2. **Follikuläre Mandelentzündung** (Pfröpfe oder weiße Punkte): *Aesculus* (bei Hämorrhoidariern und Lumbal-

rheumatikern), *Ferr. phos.; Kalium mur.* (der Kranke kann nicht mehr atmen wegen der Tonsillenschwellung, begleitet von einer Entzündung der Eustachischen Röhre, grau-weißer Belag auf den Tonsillen und in den Pharynxtaschen, Expectoration von dickem Schleim), *Mercurius; Phytolacca* (mit Schmerzen nach den Ohren hin).

3. **Peritonsillärer Absceß:** *Hepar sulf., Mercurius; Calc. sulf.*

4. **Verschlimmerungen:**
a) beim Trinken von warmen Getränken: *Lachesis, Phytolacca, Apis.*
b) beim Leerschlucken: *Bar. carb., Hepar sulf., Lachesis, Merc., Phytolacca, Sabadilla.*
c) durch Schlucken von Getränken: *Belladonna, Bryonia, Ignatia, Lachesis.*
d) durch Schlucken von festen Speisen: *Baptisia, Merc. sulf., Morphium.*
e) nachts: *Merc. jodat. flav., Mercurius.*
f) durch äußere Kälte: *Cistus, Hepar sulf., Lycopodium.*
g) durch äußere Wärme: *Coccus cacti, Jodum, Lachesis, Mercurius.*

5. **Besserungen** durch Hinunterschlucken warmer Getränke: *Alumina, Ars., Calc. fluor., Lycopodium, Sabadilla.*

6. **Lokalisationen:**
a) auf der linken Seite: *Lachesis, Merc. bijodatus, Sabadilla.*
b) auf der rechten Seite: *Bar. carb., Belladonna, Lycopodium, Merc. jodat. flav., Mercurius, Sanguinaria, Sulfur.*
c) Zuerst rechts, dann nach links ziehend: *Merc. jodat. flav.*

d) von links nach rechts ziehend: *Lac can., Lachesis, Merc. bijodat., Sabadilla.*

Husten

Die Mittel des Hustens wurden in dieser kleinen Einführung nicht erschöpfend dargestellt, denn seine homöopathische Behandlung ist oft schwierig. Es ist jedoch von Vorteil, wenn der homöopathische Arzt versucht, auch diese Affektion auf homöopathischem Wege zu behandeln; dadurch vermeidet man nicht nur die Anwendung von toxischen Mitteln, z. B. von *Codein* und ähnlichen Giften, die dazu ohnehin nur Palliative sind und niemals die tiefere Ursache des Hustens erreichen; während die homöopathische Behandlung des Hustens seine tiefere Ursache beseitigt und ihn wirklich heilt. Die Wirkung tritt manchmal momentan ein und das alles ohne irgendeine toxische Wirkung. Der Anfänger kann jedoch nur bestimmte Arten von Husten, die charakteristische Modalitäten aufweisen, behandeln. Ist das nicht der Fall, muß er sich an einen Homöopathen mit mehr Erfahrung wenden oder seine Zuflucht zu den einfachen Beruhigungsmitteln der Schulmedizin nehmen.

Art des Hustens:

a) bellend: *Aconit* (während oder nach einer Erkältung), *Belladonna* (dto.), *Drosera, Kal. bichrom., Spongia, Veratrum album.*

b) kruppös: *Aconit, Brom, Hepar sulf., Kal. bichrom., Spongia.*

c) trocken, hart, abgehackt: *Aconit, Alumina, Belladonna, Brom; Causticum* (Verschl. morgens, Bess. nach Trinken von etwas kaltem Wasser); *Cina* (wenn Würmer vorhanden sind; Verschl. morgens); *Allium cepa* (nach einem vorausgegangenen Schnupfen); *Chamomilla* (bei Kindern dieses Typs), *Hyoscyamus* (abends auftretend, krampfhaft, Verschl. beim

Sichhinlegen, Bess. beim Aufsitzen); *Jodum* (Verschl. im warmen Zimmer, der Hals krampft sich beim Husten zusammen, begleitet von Schmerzen im Kehlkopf und von Laryngitis); *Kal. bichrom.* (kitzelnd, mit reichlicher Expectoration von gelblichem, dickem und schleimigem Auswurf); *Lachesis* (starke Empfindlichkeit des Kehlkopfs, die geringste Berührung verursacht Husten, Erstickungsgefühl, muß tief einatmen, Verschl. während und nach dem Schlafen); *Hepar sulf.* (abends trockener, morgens loser Husten, Verschl. in frischer Luft, durch kalten Wind, beim Gehen, wenn Kaltes gegessen wird, morgens; häufige Erstickungsanfälle, muß sich setzen, um zu Atem zu kommen; häufig begleitet von Krupp; besser durch Feuchtigkeit); *Nux vomica* (muß schnauben, krampfhaft, Verschl. morgens nach dem Frühstück, Oppression); *Phosphor* (Heiserkeit, unerträgliches Kitzeln im unteren Teil des Kehlkopfes und in der Luftröhre, Verschl.: kalte Luft, abends, beim Sprechen, wenn man vom warmen Zimmer an die kalte frische Luft geht, beim Sichhinlegen); *Rumex* (Verschl. durch Einatmen kalter Luft, die als sehr unangenehm empfunden wird); *Sang. nitr.* (mit Expectoration von dickem, gelbem, süßlichem Auswurf, Druckgefühl hinter dem Sternum, Kitzeln, rauhe Stimme); *Sticta* (mit Schleim, der den Rachen hinunterläuft, Verschl. in der Nacht, beim Luftholen, morgens schleimiger Husten).

d) hohl, tief, metallisch: *Aconit, Ars., Cina; Drosera* (nach Mitternacht auftretend, Zusammenschnürungsgefühl, spasmodisch, in häufigen, kurz aufeinanderfolgenden Anfällen, tagsüber überhaupt nicht), *Hepar sulf., Kal. bichrom., Phosphor, Spongia.*

e) feucht: *Antimon. tart.* (mit Rasseln und leichter Expectoration und weißer Zunge); *Calc. carb.* (nachts trokken ohne Expectoration, leichte Expectoration morgens, Verschl. beim Klavierspielen, beim Essen); *Ipecac.* (mit Engegefühl im Halse mit Niesen; unaufhörlicher, heftiger Husten bei jedem Atemzug; die Brust erscheint voll von Schleim, aber kein Auswurf; Erstickungsanfälle, das Kind wird blau; häufig von Nasenbluten begleitet sowie von Blutungen aus dem Mund, Zunge rein); *Hepar sulf.* (trocken nachts, feucht am Morgen und die anderen Charakteristika); *Stannum* (Verschl. beim Lachen, Singen, Sprechen, beim Liegen auf der rechten Seite; Auswurf nur am Tage: reichlich, grünlich, süßlich; Schwächegefühl in der Brust, bes. beim Sprechen).

f) Krampfhaft: *Belladonna, Brom, Carbo veg., Cina, Corall. rubrum, Cuprum, Drosera, Hepar sulf., Hyoscyamus, Ipecac., Kal. carb., Lachesis, Magn. phos., Rumex, Scilla, Spongia, Stannum, Sulfur* (man suche die Modalitäten u. a. Charakteristika in einer Materia medica).

Verschlimmerungen:

a) beim Einschlafen: *Aconit, Aralia rac., Chamomilla.*

b) beim Schlafen oder nach dem Aufwachen: *Bromum, Lachesis, Spongia.*

c) nachmittags: *Ammon. mur., Lycopodium, Thuja.*

d) beim Treppensteigen: *Ammon. carb.* (korpulente Personen).

e) mit Bronchitis: *Ipecac., Kreosot, Scilla* (mit Urinverlust beim Husten), *Sticta, Antimon. tart.* (mit weißer Zunge).

f) kalte Luft: *Aconit, Ars., Carbo veg., Allium cepa, Hepar sulf., Phosphor, Rumex.*

g) beim Gehen vom kalten ins warme Zimmer: *Antimon. crud., Bryonia, Ipecac., Natr. carb., Scilla;* und umgekehrt: *Phosphor.*

h) bei feuchter Witterung und im Feuchten: *Antimon. tart.*, *Calc. carb.*, *Dulcamara*, *Natr. sulf.*, *Nux mosch.* (mit aufgetriebenem Leib).

i) nur tags: *Euphrasia*, *Ferrum met.*, *Natrium mur.*, *Stannum* (Schwäche der Brust), *Viola odorata.*

k) durch kalte Getränke: *Carbo veg.*, *Hepar*, *Mercurius*, *Rhus tox.*, *Scilla*, *Spongia.*

l) beim Essen: *Bryonia*, *Calc. carb.*, *Carbo veg.*, *China*, *Nux vom.*, *Phosphor.*

m) am Abend und in der Nacht: *Aconit*, *Bellad.*, *Bryonia*, *Carbo veg.*, *Caustic.*, *Drosera*, *Hepar sulf.*, *Hyoscyamus*, *Mercurius*, *Phos.*, *Pulsat.*, *Rhus tox*, *Rumex*, *Silicea*, *Spongia*, *Stannum*, *Sticta*, *Sulfur.*
vor Mitternacht: *Aralia rac.*, *Bellad.*, *Spongia.*
nach Mitternacht: *Aconit*, *Ars.*, *Cupr. met.*, *Drosera*, *Hepar sulf.*, *Kali. carb.*, *Nux vom.*

n) beim Einatmen: *Bellad.*, *Brom*, *Ipecac.*, *Phosphor*, *Rumex* (kalt), *Spongia*, *Sticta.*

o) beim Hinlegen: *Aralia rac.*, *Bellad.*, *Caustic.*, *Conium*, *Hyoscyamus*, *Phos.*, *Pulsatilla*, *Rumex*, *Sang.*, *Silicea.*
auf den Rücken: *Nux vom.*, *Phosphor.*
auf die linke Seite: *Phosphor*, *Rumex*, *Stannum.*
auf die rechte Seite: *Ammon. mur.*, *Mercurius.*
mit dem Kopf nach unten: *Spongia.*

p) im Gefolge von Masern: *Eupatorium*, *Euphrasia*, *Ipecac.*, *Kal. bichr.*, *Pulsatilla*, *Sticta*, *Urbillinum.*

q) morgens: *Allium sat.*, *Alumina*, *Coccus cacti* (mit fadenziehendem, klebrigem, hartnäckigem und durchsichtigem Auswurf), *Hepar sulf.*, *Jodum*, *Kal. bichrom.*, *Lycopodium*, *Acid. nitr.*, *Pulsatilla.*
zwischen 3 und 6 Uhr morgens: *Ammon. brom.*, *Ammon. carb.* (bei dicken, fröstelnden Leuten, die

außer Atem kommen beim Steigen), *Ars.*, *Cuprum met.*, *Hepar sulf.*, *Kal. carb.*, *Nux vom.*, *Sulfur.*
beim Aufwachen: *Alumina*, *Bryonia*, *Cina*, *Hepar sulf.*, *Lachesis*, *Jodum*, *Ipecac.*

r) bei alten Leuten: *Antimon. tart.*, *Bar. carb.*, *Carbo veg.* (Leute mit lividem Teint, fröstelig, die jedoch ein warmes Zimmer nicht ertragen und frische Luft benötigen, mit eisigen Füßen und Beinen bis zu den Knien; aufgetriebenem Bauch und Meteorismus), *Hyoscyamus*, *Kreosot*, *Senega* (Constrictionsgefühl im Brustkorb, Rasseln, sehr schmerzhafte Thoraxwände, der Auswurf kommt schwer hoch, Hustenanfälle enden mit Niesen, Schmerzen im Rücken beim Husten).

s) nach Keuchhusten, Husten, der nicht aufhören will und nach jeder kleinen Erkältung wieder auftritt: *Caustic.*, *Sanguinaria.*

t) beim lauten Lesen, beim Sprechen, Singen usw.: *Ambra grisea*, *Arg. met.* (Auswurf wie gekochtes Stärkemehl, schwaches Gedächtnis), *Arg. nitr.* (zusammengeschrumpft, mager, Verlangen nach Süßigkeiten, Verlangen nach frischer Luft, Abneigung gegen warmes Zimmer und geschlossene Räume, leidet an Diarrhoe nach Gefühlserregungen), *Carbo veg.*, *Caustic.*, *Conium*, *Drosera*, *Hepar sulf.*, *Hyoscyamus*, *Mang. acet.*, *Phosphor*, *Rumex*, *Stannum*, *Sulfur.*

u) mit Kitzel:
im Kehlkopf: *Arg. met.*, *Bellad.*, *Calc. carb.*, *Carbo veg.*, *Caustic.*, *Conium* (schwache Personen mit schwachen Beinen; schreckliches, dauerndes Kitzelgefühl an engumschriebener Stelle im Kehlkopf), *Allium cepa* (als ob ein Häkchen im Hals steckte), *Coccus cacti*, *Drosera*, *Lachesis* (bei der kleinsten Berührung des Kehlkopfs), *Phosphor*, *Rumex*

(Kitzelgefühl beim Einatmen frischer Luft), *Silicea*, *Sulfur*.
an der Bifurkation der Luftröhre: *Antimon. crud.*, *Bryonia* (Verschl. durch Bewegung), *Carbo veg.*, *Caust.* (mit Brenngefühl oder Wundgefühl in der Luftröhre), *Conium*, *Lachesis*, *Phosphor*, *Rumex*.
im Schlund: *Aralia rac.*, *Arg. nitr.*, *Calc. carb.*, *Capsicum* (Schlund gereizt, rauh und brennend), *Conium*, *Drosera*, *Hepar sulf.*, *Hyoscyamus*, *Ignatia*, *Jodum*, *Lobelia infl.*, *Phosphor*.

v) beim Sichaufdecken, oder beim Entkleiden: *Bar. carb.*, *Hepar sulf.*, *Kal. bichrom.*, *Rhus tox.*, *Rumex*.

w) bei Kindern, die Würmer haben: *Cina*, *Terebinthina*.

Auswurf:

a) weiß, wie das Weiße vom Ei oder gekochte Stärke: *Arg. met.*, *Selenium*.

b) mit Blutstreifen: *Aconit*, *Arnica*, *Ars.*, *Bellad.*, *Bryonia*, *Hepar sulf.*, *Kal. nitr.*, *Laurocerasus*, *Millefol.*, *Phosphor* (abends bei Personen, bei denen kleine Wunden reichlich bluten und die sich vor Gewittern fürchten), *Pulsatilla* (morgens Blut), *Rhus tox.*, *Trillium pendulum* (rotes, glänzendes Blut).

c) übelriechend: *Calc. carb.*, *Capsic.*, *Phellandr.*, *Sanguinaria*, *Silicea*, *Stannum*, *Sulfur jod.*

d) in kleinen Stückchen oder Klumpen: *Agaricus*, *Arg. met.*, *Antimon. tart.*, *Badiaga* (Verschl. nachmittags und bei Kälte, Bess. im warmen Zimmer; reichlicher Schleim, der aus Mund und Nase läuft), *Carbo veg.*, *Chelid.*, (bei Leberkranken mit kalten Extremitäten und Schmerzen im unteren Winkel des rechten Schulterblattes), *Kal. carb.* (Verlangen nach Zucker, fröstelig, korpulent, schwieriger Charakter, an Magenstörungen leidend, Verschl. durch Kälte; beim Schnauben kommen kleine Stückchen Schleim unbeabsichtigt aus dem Mund), *Silicea* (äußerst frostig, muß den Kopf warm einwickeln, Verlangen nach Wurstwaren und geräuchertem Fleisch, übergewissenhaft, in der Öffentlichkeit furchtsam).

e) reichlich: *Balsam. peruv.* (eitrig, 3mal täglich 5 Tropfen D 3 geben), *Carbo veg.*, *Coccus cacti*, *Dulcamara*, *Hepar sulf.*, *Kal. bichrom.* (fadenziehend), *Kal. phos.*, *Kreosot* (riecht schlecht), *Lycopod.*, *Silicea*, *Stannum*, *Sulfur*, *Sulfur jod.* (stinkend).

f) schleimig-eitrig: *Balsam. peruv.*, *Calc. carb.*, *Carbo veg.*, *Hepar sulf.*, *Hydrast.*, *Kal. bichrom.*, *Kal. phos.*, *Kreosot*, *Lycopod.*, *Phosphor*, *Silicea*, *Sulfur*.

g) salzig: *Kal. jod.*, *Lycopodium*, *Magn. carb.*, *Phosphor*, *Sepia*.

h) nicht sehr reichlich: *Antimon. tart.*, *Ars.*, *Caustic.*, *Nux vom.*, *Phosphor*.

i) wässerig, klar, flüssig: *Aconit*, *Antimon. ars.*, *Ars.*, *Kal. jod.*

k) gleitet zurück und muß hinuntergeschluckt werden: *Arnica*, *Caustic.*, *Kal. carb.*, *Lachesis*, *Nux mosch.*, *Spongia*.

l) sauer: *Calc. carb.*, *Lachesis*, *Nux vom.*, *Stannum*.

m) süßlich: *Phosphor*, *Sang. nitr.*, *Stannum*, *Sulfur*.

n) zäh, festhaftend, schlecht auszuwerfen: *Alumina*, *Ammon. carb.*, *Ammon. mur.* (Kältegefühl zwischen den Schulterblättern, Frauen haben reichliche verfrühte Regeln mit schlechtem Geruch und mit Diarrhoe im Gefolge), *Antimon. tart.* (reichliches

Rasseln, chronische Bronchitis), *Ars., Bryonia, Carbo veg., Caustic., Coccus cacti, Hydrastis* (sehr reichliche Sekretion) *Ipecac., Kal. bichrom., Lachesis, Paris quadrifolia, Sanguinaria, Senega, Sepia, Silicea, Stannum.*

Magenstörungen

Gewöhnliche Magenverstimmungen

Ursachen:

a) Medikamentenmißbrauch: *Nux vom.*
b) Saures, saure Früchte, unreife Früchte, Essig, saurer Weißwein: *Antimon. crud., Ars., Cinch.*
c) Kaffee: *Chamomilla, Nux vom.*
d) nach kaltem Bad: *Antimon. crud.*
e) zu reichliches Essen: Antimon. tart., *Carbo veg., Pulsatilla, China, Natr. sulf., Nux vom.*
f) Fette; zu vieles und zu fettes Essen: *Antimon. crud., Calc. carb., Carbo veg., Cyclamen* (wenn der Kranke sich im warmen Zimmer besser fühlt und durch Kälte schlimmer), *Ipecac.* (saubere Zunge trotz Indigestion), *Pulsatilla* (liebt kein warmes Zimmer, öffnet die Fenster; hauptsächlich verschlimmert durch Schweinefleisch).
g) Nahrungsmittel-Intoxikation durch Fisch oder verdorbenes Fleisch: *Ars., Carbo veg., Ptelea.*
h) Nahrungsmittel-Intoxikation durch Eier: *Nux vom.*
i) bei akutem Fieber: *China, Quassia.*
k) durch Nahrungsmittel, die gewöhnlich Flatulenz hervorrufen: *China, Lycopodium* (Bohnen, Erbsen, Kohl, Zwiebeln), *Pulsatilla.*
l) Früchte: *Ars., China, Puls., Veratr. album* (mit kaltem Schweiß, Schwächeanfällen und eiskalten Extremitäten).

m) Anacidität: *Alumina, Lycopodium.*

n) nach zu schnellem Essen: *Anacardium, Coffea, Oleander.*

o) Eisgekühlte Getränke, Eis usw.: *Ars., Carbo veg., Ipecac.* (mit sauberer Zunge), *Kal. carb.* (Völlegefühl im Magen, Angstgefühl im Magen, Gefühl, als ob im Magen Wasser plätscherte), *Natr. carb.* (leidet unter Sommerhitze, kann keine Musik und keine Milch vertragen), *Pulsatilla.*

p) Fleisch: *Caustic., Ipecac., Puls., Silicea.*

q) Milch: *Aethusa* (Säuglinge; Erbrechen gleich nach dem Trinken bzw. eine Stunde nach dem Essen, Nausea schon beim Anblick von Speisen, schmerzhafte Magenspasmen), *Calc. carb.* (Kleinkinder, die keine Milch vertragen; konstitutionelle Adipositas), *Carbo veg.* (erträgt im allgemeinen keine fetten Speisen), *Magn. carb.* (nervöse Kinder, die an saurem Schweiß leiden; Aufgetriebensein), *Magn. mur.* (verstopft mit Leberstörungen), *Acid. sulf.* (leidet an Magenbrennen und Hitzewallungen, immer in Eile, verträgt keinen Weißwein), *Sulfur.*

r) nach Verdrießlichkeiten und Gemütsbewegungen: *Chamomilla* (neigt zu zornigen Reaktionen), *Nux mosch.* (mit Neigung zum Aufgetriebensein und sehr empfindlich gegen atmosphärische Feuchtigkeit), *Nux vom.* (liebt gutes Essen und Trinken; zornig, nervös, reizbar, verträgt keine Kälte).

s) Gebäck: *Antimon. crud.* (Hefegebäck), *Carbo veg.* (Schmalzgebackenes und Sahnetorte), *Ipecac., Lycopodium, Pulsatilla.*

t) durch Salzmißbrauch: *Phosphor.*

u) Süßigkeiten (Bonbons usw.): *Antimon. crud., Arg. nitr., Ipecac., Lycopodium, Zinc. met.*

v) Tabak: *Abies nigra, Nux vom., Sepia.*

w) Gemüse: *Ars.*, *Natr. carb.*, *Nux vom.*, *Sepia.*
x) kaltes Wasser: *Ars.*
y) Wein und Liköre: *Antimon. crud.* (saurer Wein), *Carbo veg.*, *Natr. sulf.*, *Nux vom.* (Spirituosen), *Sulfur*, *Acid. sulf.* (Weißwein), *Zinc. met.* (Weine).

Art der Magenverstimmung:

Atonisch, nervös, sauer: *Anacard.* (Bess. durch Essen, Neigung zu fluchen und gemeine Worte zu gebrauchen), *Arg. nitr.* (viel Gas im Magen, unaufhörliches Aufstoßen von Luft und Schleim, nagende Schmerzen in der Magengrube, Verlangen nach Süßigkeiten, starke Spannung des Abdomens), *Calc. carb.*, *Carbo veg.*, *China* (starke Spannung, empfindlich gegen Berührung; aber besser bei starkem Druck), *Ignatia* (Dyspepsie bei Diät, aber oft besser nach einer reichlichen Mahlzeit in fröhlicher Gesellschaft; nach stillem Kummer), *Kal. phos.* (nervös, erschöpft, überarbeitet), *Lycopodium* (sentimental, reizbar, verträgt keinen Kohl, keine Zwiebeln; Verlangen nach warmen Getränken und warmen Nahrungsmitteln; schlimmer durch den Druck der Kleider), *Natr. carb.* (schlimmer durch Brot und Milch), *Nux vom.*, *Pulsatilla* (schlimmer durch Fette, Schweinefleisch, Früchte und Eis), *Phosphorus* (schlimmer durch Salz; Verlangen nach kalten Getränken; sensibel, fürchtet Gewitter), *Ptelea* (leidet an Leberstörungen oder Störungen der Gallenblase. Verschl. in der Nacht, beim Liegen auf der linken Seite, durch Käse, Druckgefühl auf dem Magen), *Acid. sulf.* (Acidität, in Eile, schlimmer durch Weißwein).

Magenkatarrh: *Abies nigra* (Verschl. nach dem Essen, Druckgefühl am Mageneingang, Appetitlosigkeit morgens, aber starker Heißhunger nachmittags und in der Nacht), *Antimon. crud.* (nach dem Genuß von Saurem; dicker Vielfraß, unordentlicher Charakter,

Egoist, will sich nicht waschen), *Arg. nitr.*, *Calc. carb.* (Verschl. durch Milch, Acidität, usw.), *Carbo veg.*, *China, Hydrastis* (beständiges Schmerzgefühl auf dem Magen, schlechte Verdauung, bitterer Geschmack, Pulsation in der Magengrube, Verschl. durch Brot und Gemüse), *Ipecac.*, *Kal. bichrom.* (Verschl. durch Bier, Schweregefühl nach dem Essen, Gefühl als ob die Verdauung stillstehe, Dilatation des Magens, gastrische und rheumatische Störungen wechseln ab), *Lycopodium, Nux vom., Acid. oxalic.* (Magenschmerzen, sobald er daran denkt, Schmerzen oberhalb des Nabels und in der Magengrube, Bess. durch Aufstoßen; aufsteigendes Brennen, bitteres oder saures Aufstoßen, Verschl. durch Spinat, Erdbeeren), *Pulsatilla, Sulfur.*

Acidität (Magenbrennen Sodbrennen):

Arg. nitr., *Calc. carb.*, *Carbo veg.*, *Ignatia, Magn. carb.*, *Natr. carb.* (wie wenn der Magen aufgeblasen wäre, Verschl. durch kaltes Wasser, durch Sommerhitze, durch Musik, durch Gewitter, Wetterumschlag, Zugluft; Heißhunger 5 Uhr morgens, Aufstoßen von Wasser, sehr schwache Verdauung, Verschl. durch den geringsten Diätfehler, Abneigung gegen und Verschl. durch Milch, deprimiert nach dem Essen, bitterer Geschmack, häufig begleitet von Rheumatismus der Knie), *Nux vom.*, *Pulsatilla, Robinia* (oft unübertrefflich bei Acidität; Stirnkopfschmerzen, Aufstoßen und saure Ausleerungen, Auftreibung des Magens), *Acid. sulf.* (ebenfalls sehr gut, hauptsächlich wenn Neigung zu Hitzewellen besteht; Verschl. durch Weißwein; hastiges Temperament).

Flatulenz (Aufgetriebensein des Magens):

Abies can. (großer Appetit auf Fleisch, Pikantes, Rettich, Gewürze; Neigung, mehr zu essen, als er verträgt; Herzstörungen infolge Luftauftreibung), *Arg.*

nitr., *Asa foetida* (Pulsation in der Bauchhöhle, nervös, hysterisch, heftige gastrische Schmerzen, Kloßgefühl in der Speiseröhre, Aufstoßen von viel Luft oder Flüssigkeit oder Kollern mit reichlichen Winden, meist korpulent mit rotem Gesicht), *Calc. carb.*, *Carbo veg.*, *China* (Verlangen nach Süßigkeiten usw.). *Dioscorea* (besser beim Rückwärtsbeugen), *Graphites* (Abneigung gegen Fisch und Süßes, fröstelige dicke Patienten, Bess. nach dem Essen), *Ignatia*, *Kal. carb.*, *Lachesis* (starke Verschl. durch den Druck von Kleidern; Magengrube empfindlich gegen Berührung; ausgehungert, kann das Essen nicht abwarten; nagende Schmerzen, besser beim Essen, aber kurz danach wiederkehrend; Leerschlucken schmerzhafter als Schlucken von Speisen; Verlangen nach Alkohol, nach Hummer), *Lycopodium*, *Nux mosch.*, *Nux vom.*, *Puls.*, *Silicea*, *Sulfur.*

Erbrechen:

a) nach Zorn: *Chamomilla*, *Colocynthis* (begleitet von Entrüstung, Bess. durch Zusammenkrümmen, durch Wärme und Druck), *Staphisagria* (Verschl. durch Grübeln über erlittene Ungerechtigkeiten).
b) nach Bier: *Kal. bichrom.*
c) bei inoperablen Krebskranken: *Acid. carbol.*, *Kreosot.*
d) bei Kindern: *Cuprum ars.*, *Aethusa*, *Antimon. crud.*, *Kreosot.*
e) bei Alkoholikern morgens: *Acid. carb.*, *Cuprum ars.*, *Nux vom.*
f) nach dem Essen: *Antimon. crud.* (Acidität), *Ars.*, *Bryonia*, *Ferr. met.* (sofort nach Erbrechen Erleichterung, Unverträglichkeit von Eiern), *Ipecac.* (mit sauberer Zunge), *Lycopodium*, *Nux vom.*, *Phos.* (Neigung Kaltes zu trinken; erbricht aber gleich, sobald sich die Getränke im Magen erwärmt haben), *Pulsa-*

tilla, Veratr. alb. (begleitet von Schwächeanfällen, kaltem Schweiß, Diarrhoe; Verschl. durch Gemüse und Früchte).

g) nach Hautausschlägen, die durch Salben, kalte Bäder usw. unterdrückt wurden: *Cuprum met.*

h) verursacht durch Magenkatarrh: *Antimon. crud., Ars., Bismut., Ferr. met., Ipecac., Nux vom., Phosphor, Puls., Veratr. alb.*

i) Hysterisch, lediglich nervös: *Aquilegia* (Kloßgefühl im Halse; Verschl. am Morgen; Schlaflosigkeit, nervöses Zittern, sensibel gegen Licht und Geräusch; Dysmenorrhoe, hauptsächlich bei jungen Mädchen).

k) verursacht durch Milch: *Aethusa, Ars., Calc. carb. Ferr. met., Kreosot., Magn. carb., Magn. mur.* (Leberkranke mit Konstipation), *Mercur. dulc.*

l) Verschl. durch Bewegung, beim Laufen usw.: *Bryonia, Cocculus* (Verschl. im Wagen, starke Menses, verschlimmert durch Schlafmangel), *Colchic.* (Übelkeit durch den Geruch von Speisen, z. B.: Braten usw.), *Digit.* (Leberkranke mit Herz- und Kreislaufstörungen; Stuhl entfärbt, bläulicher Teint), *Nux vom., Tabacum* (Verschl. im Wagen, blasser Teint, Zittern), *Theridion* (Verschl. durch Geräusche, die im Kopf widerhallen; sensibel-nervös), *Veratr. alb.*

m) nach einer Operation: *Aethusa, Bismut.* (begleitet von Schmerzen des Magens und krampfartigen Schmerzen; erbricht das heruntergeschluckte Wasser, sobald es im Magen angekommen ist; Brenngefühl und Schweregefühl im Magen; langsame Verdauung mit übelriechendem und stinkendem Aufstoßen; momentane Besserung durch kalte Getränke, aber nachher sofortiges Erbrechen), *Allium cepa* (begleitet von Schnupfen, Husten und Bronchitis; Durst; Schmerzen in der Pylorusgegend, Aufstoßen, Nausea), *Nux vom., Phos-*

phor (Verlangen nach kalten Getränken, empfindlich, flüchtige Hitzewellen, Füße und Handflächen heiß; nach Chloroform-Narkose; fürchtet Gewitter), *Staphisagria, Strychninum* (begleitet von heftigen Schmerzen der Bauchmuskeln; Stiche in den Eingeweiden, Spasmen, gesteigerte Reflexe, gesteigerte Reizbarkeit, Muskelsteifheit).

n) Schwangerschaft: *Apomorphinum* (Schwindel, Pupillenerweiterung, Übelkeit, Wärmegefühl über den ganzen Körper, besonders am Kopf, Aufstoßen von Luft mit Kopfschmerzen, Fahrkrankheit), *Bismut.* (Erbrechen mit Kopfschmerzen abwechselnd), *Acid. carbol.* (Verlangen nach Reizmitteln, dauerndes Aufstoßen, brennende Stellen im Mund und im Magen, Spannung und Luftauftreibung des Magens, hochgradige Müdigkeit und Schwäche), *Cuprum acet.* (allergischer Typ, schmerzhafte Magenkrämpfe, Tenesmen, Neigung zu zähschleimiger Diarrhoe, Constrictionsgefühl in der Brust; Verschl. durch Erregungen und Berühren; Bess. starker Druck, nachts, Liegen auf der schmerzhaften Seite, Wärmeanwendungen), *Ipecac., Kreosot.* (Kältegefühl im Magen, erbricht einige Stunden nach den Mahlzeiten, morgens Erbrechen einer süßlichen Flüssigkeit, Magenschmerzen; Bess. durch Essen; erbricht oft Blut; bitterer Geschmack nach Wassertrinken; muß sich beeilen Wasser zu lassen, wenn sich der Drang einstellt; kann besser liegend urinieren; Pulsationsgefühl im ganzen Körper, Hämorrhagien überall, stinkender Ausfluß aus varicösen Geschwüren, aus der Vagina usw.), *Magn. carb.* (starke Menses, schwarz oder sehr dunkel, nur nachts fließend; saurer Magenkatarrh; empfindlich gegen Berühren und gegen kalte Winde; Verlangen nach Früchten, nach Saurem, nach Gemüse oder heftiges Verlangen nach Fleisch; saures

Aufstoßen oder Erbrechen bitterer Flüssigkeit; Plätschergeräusche; Verschl. durch Bettwärme, durch Temperaturwechsel, kalte Winde, periodisch alle 3 Wochen, durch Ruhe; Bess. durch warme Luft, beim Gehen im Freien; Neigung zu Konstipation), *Nux vom.*, *Phosphor, Medorrhin.* (Heißhunger nach dem Essen, metallischer Geschmack, starker Durst, Verlangen nach Likör, nach Salz, nach Süßigkeiten, nach warmen Getränken; Leber- und Milzschmerzen, besser beim Liegen auf dem Bauch; Nasenspitze kalt, ebenso die Brüste; Verschl. von Sonnenaufgang bis Sonnenuntergang, durch Hitze; Bess. am Meeresstrand, auf dem Bauch liegend, feuchtes Wetter), *Sepia* (Leeregefühl und Schwäche im Magen, besser durch Essen; Übelkeit beim Sehen oder Riechen von Speisen; die Gerichte haben einen salzigen Geschmack; Nausea morgens vor dem Frühstück, saures Aufstoßen, Verlangen nach Essig, Saurem und Pikantem; Verschl. durch Milch, bes. gekochte Milch; Senkungsgefühl in den Genitalorganen; Menstruationsstörungen und weiß-grünlicher Ausfluß, schwache Menses; heftige Stiche in Vagina und Rectum von unten nach oben ziehend, Verschl. durch Wäschewaschen, durch kalte Luft; Bess. durch körperliche Anstrengung, Bettwärme, warme Anwendungen, frische Bäder; indifferenter Charakter; Abneigung gegen Haushaltsarbeiten; gleichgültig gegen Familienmitglieder), *Tabacum.*

o) Fahrkrankheit: *Cocculus, Ipecac., Kreosot., Nux vom., Petroleum.*

p) Seekrankheit: *Apomorphinum, Cocculus, Kreosot., Nux vom., Petroleum, Sepia, Staphisagria, Tabacum, Theridion.*

Rheumatismus

Nur die akuten Anfälle können hier Beachtung finden. Wenn dieselben sich wiederholen oder permanent werden oder periodisch auftreten, ist es ein Zeichen tieferer Störung des Organismus und nur ein gewiegter homöopathischer Arzt kann in diesen Fällen dauerhafte Wirkungen erzielen.

1. Lumbago:
   Heftiger akuter Anfall, der Kranke kann sich nicht ohne heftige Schmerzen bewegen: *Bryonia* (muß zuerst in der 30. Potenz gegeben werden 2 Tage lang, dann 2 Tage warten und dann eine 200. während eines Tages geben. Wenn die Wirkung nicht genügt:) *Antimon. tart.* (starkes Schweregefühl in der Steißbeingegend, Muskelfibrillieren), *Rhus tox.* (wenn der Anfang der Bewegung sehr schmerzhaft ist, aber ständige Bewegung bessert; eingerostete Gelenke; Verschl.: durch Kälte und Feuchtigkeit, Bess.: durch Wärme; bei akutem Anfall nacheinander steigende Potenzen verabreichen: 30., 200., M, XM alle 3 Tage), *Aesculus* (schwaches Rückgrat, Schmerzen von der Lumbosacralgegend nach den Hüften hin; Verschl.: beim Gehen, beim Niederbücken; Hämorrhoiden, Stiche im Rectum), *Aloe* (Verschl. durch Bewegung; Kreuzschmerzen wechseln mit Hämorrhoidal- und Kopfschmerzen ab; schneidende Stiche im Sacrum, Ziehen in den anderen Gelenken; verliert unfreiwillig Faeces; wenn dieses Hauptsymptom vorhanden ist, ist die Wirkung dieses Mittels besonders eindrucksvoll), *Cimicifuga* (Schmerzen von links nach rechts, quer durch das Becken; die Kranke fühlt sich umso schlechter, je reichlicher der Monatsfluß ist), *Eupat. perf.* (alle Knochen und Muskeln schmerzen, fühlen sich wie zerschlagen oder gequetscht an), *Ginseng* (Singultus; steife und krachende Gelenke;

Bauchbeschwerden: Schmerzen, Kollern, besonders in der Ileocoecalgegend; rheumatische Schmerzen verschl. durch Samenabgang; Hautausschläge), *Nux vomica* (der Kranke kann sich nicht im Bett umdrehen, ohne sich aufzusetzen), *Sulfur.*

2. Gelenkrheumatismus:
Aconit (nach Erkältung, usw.), *Bryonia* (geschwollene, heiße, schmerzhafte Gelenke; Verschl. durch die kleinste Bewegung), *Apis* (ödematöse Schwellung der Gelenke; Verschl.: Wärme, warme Bäder, gegen Ende des Nachmittags, im geschlossenen und warmen Zimmer; Constrictions- und Erstickungsgefühl; besonders angebracht bei Erkrankung der Hände und der Finger), *Calc. carb.* (untersetzte, steife, korpulente Menschen, Verschl. durch feuchte Kälte; alte Gärtner, Holzfäller, Landwirte mit steifen Gelenken), *Chamomilla* (bei diesem Typ verschlimmern sich die Schmerzen in der Nacht und zwingen den Kranken aufzustehen und umherzugehen), *Acid. benz.* (gekreuzte Lokalisation: linker Arm und rechtes Bein oder umgekehrt; die Schmerzen wechseln beständig ihren Sitz; Krachen; Knoten; Hände, Füße, Knie und Rücken kalt; Urin sehr dunkel und übelriechend), *Cimicifuga* (besonders die Muskeln), *Colchicum* (Muskeln, Periost, Synovia und Gelenke; Schwäche; der Kranke leidet an Übelkeit, hervorgerufen durch den Geruch von Speisen; Verschl.: nachts, durch Bewegung, Verstandesanstrengung, die Schmerzen verschlimmern sich bei warmem Wetter und ändern ihren Sitz), *Eupat. perf.*, *Ginseng*, *Guajacum* (schlechter Körpergeruch, Schmerzen in Stiche übergehend; Verlangen nach Äpfeln oder anderen Früchten, Abneigung gegen Milch, Magenbrennen, reichliche Winde; spez. betroffen: Schultern, Arme und Hände; Verschl.: Bewegung, Wärme, feuchte Kälte,

Berührungen, von 18 bis 4 Uhr); *Kal. bichr.* (engumschriebene Schmerzen lokalisiert auf kleinen Stellen, wechseln den Platz; Verschl. in der Kälte; Schmerzen im Rücken und in den Gelenken, Krachen, Gelenkkrepitieren, abwechselnd Magenschmerzen und rheumatische Schmerzen), *Ledum* (der Rheumatismus beginnt in den Beinen und zieht nach oben; Hautausschläge; Fröstehigkeit, aber Wärme wird nicht vertragen und verschlimmert; besondere Anfälligkeit der kleinen Gelenke, die geschwollen, heiß und blaß sind; schmerzhafte Fußsohlen; kann kaum gehen; dem Kranken geht es schlechter bei Bettwärme, er hat Erleichterung, wenn er die Gelenke in eiskaltes Wasser taucht), *Lycopodium* (rechte Seite bevorzugt; melancholisch, reizbar, sentimental, sucht die Einsamkeit, liebt es aber nicht, ganz allein zu sein; Lähmigkeit der Extremitäten; Ziehen, verschl. in der Nacht; ein Bein warm, das andere kalt; Gichtknoten, Fußschweiß, Fersenschmerzen, schmerzhafte Hornhaut an den Fußsohlen; Finger- und Zehenkontrakturen, Ischias, Verschl. beim Liegen auf der rechten Seite bzw. auf der schmerzhaften Seite; Krämpfe in den Waden und den Zehen während der Nacht, Gliederzucken während der Nacht; die Schmerzen gehen von rechts nach links; Verlangen nach Gezuckertem; Verschl. durch Keiderdruck, warmes Zimmer, Bett, von 17—19 Uhr; Bess. aber durch mäßig warme Anwendungen, durch frische Luft, durch Sichaufdecken), *Mercurius* (Schwäche in den Beinen, periostale und Gelenkschmerzen; empfindlich gegen Kälte; Zittern, hauptsächlich der Hände; Schweiß; kalte, feuchte Haut, besonders an den Beinen, in der Nacht; schwaches Gedächtnis, antwortet langsam, Willensschwäche, vom Leben enttäuscht, argwöhnisch; metallischer Geschmack im Mund; geschwollenes, blutendes Zahnfleisch; gelb belegte Zunge mit Zahneindrücken; übelriechender Atem; großer Durst; Verschl. in der Nacht, durch Feuchtigkeit, durch Liegen auf der rechten Seite, im warmen Zimmer und im Bett; Schwitzen erleichtert nicht), *Nux vom.*, (hauptsächlich Rumpfmuskeln und M. psoas), *Petroleum* (Risse an den Fingerspitzen; Fahrkrankheit; Hunger gleich nach dem Stuhlgang, Knacken in den Gelenken), *Pulsatilla* (herumziehende Schmerzen; Affinität zu den Knieen), *Rhododendron* (spürt Gewitter und Wetterwechsel), *Rhus tox.* (verschl. durch Ruhe, Bess. durch Bewegung, Verschl. durch Feuchtigkeit; schwitzt nicht; besonders während der Nacht unruhig), *Strychninum* (geschwollene, harte Muskeln, Stöße, tetanische Kontraktionen, Reflexübererregbarkeit, Krämpfe; Verschl.: morgens, bei Berührung, durch Geräusche, nach dem Essen; Bess.: in Rükkenlage), *Sulfur* (warme, schwitzende Hände; Brennen auf den Sohlen und den Handflächen, besonders während der Nacht; sucht kühlen Platz im Bett; Verlangen nach Süßigkeiten; großer Durst während der Mahlzeiten, trinkt viel und ißt wenig; schlechte Haltung; Gelenkschmerzen, hauptsächlich Lendengegend, Gesäß, Knie und Knöchel; Ziehen in Armen und Händen; Ekzeme; mag sich nicht gern waschen, ist unordentlich, schmutzig; zieht sich nachlässig an, glaubt aber, gut angezogen zu sein; Hang zum Philosophieren, der „Philosoph in Lumpen"; Neigung zu Spekulationen ohne rationale Basis; Hitzewellen; Verschl.: warmes Zimmer, im Stehen, Bettwärme, beim Waschen und Baden; um 11 Uhr Heißhunger, der gebieterisch nach Nahrungsaufnahme verlangt; Verschl.: nachts, durch Alkohol, periodisch; Bess.: trockenes, warmes Wetter, durch Liegen auf der rechten Seite, durch Beugen der befallenen Gelenke), *Syphilinum* (Verschl. nachts; verzweifelt an seinem Gesundheitszustand; Bess. von Tagesanbruch an; Schmerzen lokalisiert in den Schultern, im Ansatz des Delta-Muskels, in den langen Röhrenknochen; in den Muskeln sind harte Knoten; wäscht sich dauernd die Hände, schwach in Mathematik), *Thuja* (wenn erbliche Tripperbelastung besteht oder entsprechende Vorgeschichte vorliegt; Rheumatismus nach Impfungen; Neigung zu varicösen Ekzemen; zu Pigmentmalen; Urinstrahl gespalten; fixe Ideen, glaubt aus Glas zu sein, meint Körper und Geist seien getrennt oder es sei etwas Lebendes im Bauch; Musik ruft Weinen und Zittern hervor; schmerzhafte Zungenspitze; Fingerspitzen geschwollen, rot, empfindungslos, Muskelzucken, Krachen in den Gelenken, Schmerzen in den Fersen und in der Achillessehne, weiche Nägel, gestreift und leicht brechend; eingewachsene Nägel; Verschl.: nachts, durch Bettwärme, um 3 Uhr und um 15 Uhr; schwitzt nur an Teilen, die aufgedeckt sind, oder überall, mit Ausnahme des Kopfes, während des Schlafes; Schwitzen der Oberlippe; profuse Schweiße, sauer, oft nach Honig riechend, gegen Abend Hitzewellen; Verschl. durch feuchte Kälte, nach dem 2. Frühstück, durch Fett, Kaffee, Impfung; Bess. durch Liegen auf der linken Seite, durch Anziehen und Beugen der Glieder).

Lokalisation:

Nacken: *Aconit, Aesculus, Bellad., Cimex, Gelsemium, Lachesis, Lachnanthes* (in D 3, 3mal täglich 5 Tropfen), *Oleum animale* (Verschl. beim in die Höhe Blicken), *Paris quadrifolia* (Gefühl, als ob die Augen durch einen Faden nach rückwärts gezogen wären; Taubheit der Finger; Gefühl von Gewichten auf dem Nacken, nach den Schultern ausstrahlend), *Silicea*.

Rücken: *Aesculus, Agaricus, Antimon. tart., Arg. nitr., Berberis vulg., Calc. carb., Calc. phos., Calc. fluor., Cimex, Cobalt, Cocculus, Dulcamara, Kal. carb., Lachesis, Lycopodium, Natr. mur., Nux vom., Acid. oxalic., Phytolacca, Pulsatilla, Rhus tox., Sepia, Staphisagria, Terebinth., Vib. opulus.*

Arme: *Aconit., Apis, Arnica, Bryonia, Calc. phos., Colchicum, Kal. carb., Kalmia, Mercurius, Rhodod., Rhus tox.*

Handgelenke und Hände: *Caulophyllum, Caustic., Guajacum, Ledum, Puls., Rhus tox., Ruta.*

Finger: *Acid. benz., Apis, Bryonia, Lycopodium, Natr. phos., Rhus tox.*

Gesäß: *Staphisagria* (Iliosacralschmerzen, nach dem Gesäß ausstrahlend), *Sulfur* (dasselbe).

Hüften: *Aconit., Aesculus, Bryonia, Calc. carb., Chelid.* (rechts), *Colchicum, Colocynthis, Gelsemium, Hyperic., Kal. jod., Kal. sulf., Natr. sulf., Puls., Stramonium, Tuberculin.*

Knie: *Aconit., Apis, Bryonia, Hepar sulf., Natr. carb., Kal. jod., Pulsatilla, Rhus tox., Silicea.*

Knöchel: *Act. spicata, Caulophyll., Colch., Guajacum, Ledum, Pulsatilla, Rhodod., Ruta, Sulfur.*

Zehen: *Ammon. carb., Acid. benz., Carbo veg., Colchic., Ledum, Lycopodium, Rhodod.*

erschlimmerungen:

c) nachts: *Aconit., Cimex, Colch., Kal. jod., Mercurius, Phytolacca, Puls., Rhus tox., Sulfur.*

b) vor einem Gewitter: *Puls., Rhodod., Rhus tox.*

c) naßkaltes Wetter: *Calc. carb.*, *Calc. phos.*, *Colchicum*, *Dulcamara*, *Mercurius*, *Natr. sulf.*, *Phytolacca*, *Rhodod.*, *Rhus tox.*, *Tuberculin.*
d) kaltes, trockenes und schönes Wetter: *Aconit.*, *Caustic.*, *Hepar sulf.*, *Nux vom.*
e) Schneefall: *Calc. phos.*
f) Bewegung: *Bryonia*, *Calc. carb.*, *China*, *Kal. mur.*, *Kalmia*, *Mercurius*, *Nux vom.*, *Stellaria.*
g) Ruhe: *Euphorbium*, *Puls.*, *Rhodod.*, *Rhus tox.*
h) Wärme: *Kal. mur.*, *Ledum*, *Mercurius*, *Puls.*

Besserungen:

a) Bewegung: *Chamomilla*, *Dulcamara*, *Ferr. met.*, *Pulsatilla*, *Rhod.*, *Rhus tox.*
b) Druck: *Bryonia*, *Formica rufa.*
c) Ruhe: *Bryonia.*
d) Wärme: *Ars.*, *Rhus tox.*, *Silicea.*
e) Kälte: *Ledum*, *Secale.*
f) feuchtes Wetter: *Caustic.*, *Hepar sulf.*

IX. Dosierung

Die Dosierung bei akuten Krankheiten ist relativ einfach: man kann alle Potenzen von den tiefsten bis zu den höchsten anwenden. Es ist jedoch nicht empfehlenswert, zu hohe Potenzen anzuwenden, weil sie unerwünschte Reaktionen auslösen können. Wir empfehlen dem Anfänger, mit niederen Verdünnungen zu beginnen, z. B. mit D 6. Man kann sie entweder als Körnchen oder als Lösungen in den homöopathischen Apotheken bekommen. Man gibt 3- bis 4mal täglich 2 Körnchen oder 3- bis 4mal 5 Tropfen und schaltet längere Pausen ein, sobald eine Besserung oder eine Reaktion eintritt. Wenn die Krankheit überwunden zu sein scheint, setzt man das Medikament ab. *Mercur* und seine Salze sollte man nicht in niederen Potenzen verabreichen.

Wer schon eine gewisse Erfahrung erworben hat und mit einiger Genauigkeit zu verschreiben versteht, kann dann weiter gehen und C 30 anwenden. Diese Potenzen enthalten überhaupt keine Substanzspuren mehr; umso interessanter ist es, deren exakte therapeutische Effekte zu beobachten, die man mit diesen nicht-substantiellen Medikamenten erzielt *). Man löst 3—5 Körnchen des Medikaments C 30 in einem Glas Wasser auf und läßt den Kranken davon in Abständen trinken, d. h. eßlöffel- oder schluckweise im Anfang etwa alle halbe Stunden einen Löffel voll. Nach dem 3. Löffel läßt man 1 Stunde Zwischenraum, nach dem 5. Löffel gibt man das Mittel nur 3mal täglich. Auf diese Art und Weise fährt man einen Tag lang fort, evtl. noch an einem zweiten Tag, wenn die Wirkung sich noch nicht genau abzeichnet. Dann hört man mit der Verabreichung des Medikaments auf, das andere folgt dann von selbst. Wenn man nach 2—3 Tagen feststellt, daß die Heilung nicht zufriedenstellend fortschreitet, kann man die Verabfolgung des Medikaments wiederholen, genau wie beim ersten Mal, oder besser gibt man dann das gleiche Mittel als C 200. In diesem Fall gibt man ganz einfach 3 Körnchen auf die Zunge des Kranken, der sie dort zergehen lassen soll. Im allgemeinen wiederholt man eine C 200 nicht, denn das würde nur die Wirkung abschwächen. Alle Medikamente können auf diese Art und Weise verabfolgt werden.

Die *Mercursalze* empfehle ich in der 6. LM zu geben **). Man löst ein Körnchen in einem Glas Wasser auf und geht

---

*) Beobachtungen, die übrigens beweisen, daß die Wirkung der Hahnemannschen Potenzen keine Substanzwirkung, sondern ein energetisches Phänomen ist.

**) LM: Verdünnung nach der Fünfzigtausender Skala [siehe HAHNEMANNS „Organon", 6. Aufl. (Karl F. Haug Verlag, Ulm/Do.) oder VOEGELI: Heilkunst in neuer Sicht (Karl F. Haug Verlag, Ulm/Do.)].

nach der oben beschriebenen Weise vor. Man kann jedoch auch C 30 anwenden.

Mit einer homöopathischen Verordnung setzt man niemals einen Schaden, denn:

1. Wenn das Mittel schlecht gewählt ist, wirkt es nicht.
2. Wenn eine Reaktion eintritt, ist das der Beweis, daß das Mittel gut gewählt ist. Man muß dann nur mit der Verabfolgung aufhören und kann fast sicher sein, daß die Wirkung ausgezeichnet sein wird.
3. Alle Mittel sind immer absolut ungiftig.